Cerebral Autoregulation
Control of Blood Flow in the Brain

脑血流自动调节
从基础到临床

原著 [英] Stephen Payne

主审 曾进胜　　主译 钟经馨

中国科学技术出版社
· 北 京 ·

图书在版编目（CIP）数据

脑血流自动调节：从基础到临床 /（英）史蒂芬·佩恩 (Stephen Payne) 原著；钟经馨主译 . — 北京：中国科学技术出版社，2022.3（2024.1 重印）

书名原文：Cerebral Autoregulation: Control of Blood Flow in the Brain

ISBN 978-7-5046-9471-3

Ⅰ . ①脑… Ⅱ . ①史… ②钟… Ⅲ . ①脑—血流—研究 Ⅳ . ① R444

中国版本图书馆 CIP 数据核字 (2022) 第 043316 号

著作权合同登记号：01-2022-0729

策划编辑	池晓宇　焦健姿
责任编辑	孙　超
文字编辑	弥子雯
装帧设计	佳木水轩
责任印制	李晓霖

出　　版	中国科学技术出版社
发　　行	中国科学技术出版社有限公司发行部
地　　址	北京市海淀区中关村南大街 16 号
邮　　编	100081
发行电话	010-62173865
传　　真	010-62179148
网　　址	http://www.cspbooks.com.cn

开　　本	710mm×1000mm　1/16
字　　数	182 千字
印　　张	15.5
版　　次	2022 年 3 月第 1 版
印　　次	2024 年 1 月第 2 次印刷
印　　刷	北京盛通印刷股份有限公司
书　　号	ISBN 978-7-5046-9471-3 / R·2850
定　　价	148.00 元

译者名单

主　　审　曾进胜　中山大学附属第一医院

主　　译　钟经馨　广州中医药大学第二附属医院

副 主 译　熊　丽　中山大学附属第八医院

　　　　　邢英琦　首都医科大学宣武医院

译　　者（以姓氏笔画为序）

　　　　　邢英琦　首都医科大学宣武医院

　　　　　刘秀云　天津大学

　　　　　张伟骏　广州中医药大学第二附属医院

　　　　　陈松伟　首都医科大学宣武医院

　　　　　钟经馨　广州中医药大学第二附属医院

　　　　　崔柳平　首都医科大学宣武医院

　　　　　韩　珂　中山大学附属第七医院（深圳）

　　　　　熊　飞　深圳市德力凯医疗设备股份有限公司

　　　　　熊　丽　中山大学附属第八医院

内容提要

　　本书引进自世界知名的 Springer 出版社，由国际脑血流自动调节研究网络（CARNet）主席、牛津大学工程科学系 Stephen Payne 教授编写，是一部有关脑血流自动调节机制研究、分析方法及临床应用等具有多学科高度融合的指导性专著，涉及神经内外科、生理、新生儿科、心血管科、生物医学工程、计算机科学，以及数学建模等多个学科。全书共 6 章，涵盖了脑血流自动调节的生理、病理、测量技术、分析方法及模拟脑血流调节复杂运行机制的各类模型，由简至繁，逐一介绍了脑血流自动调节研究的发展脉络，以及相关领域著名学者的试验和观点，并详细论述了脑血流自动调节在各临床学科中的应用价值和发展前景，同时指明了该领域亟待解决的关键问题和未来的发展方向。本书对有志于研究大脑功能和脑疾病的临床医生、科研工作者，以及希望在复杂脑功能评估领域有所突破的生物医学工程师、数学建模师和计算机科学等相关领域的学者皆有裨益。

原著者寄语

很高兴得知 *Cerebral Autoregulation*: *Control of Blood Flow in the Brain* 中文翻译版（《脑血流自动调节：从基础到临床》）即将出版，也借此机会对过去 5 年该领域取得的进展简述如下。早在 2016 年，我就强调了脑血流自动调节需要发展的几个方向，即基本原理的理解、分析方法的收敛性与再现性，以及能证明临床获益的 RCT 研究，使其不仅成为"一种有趣但深奥难懂的研究手段"，更为之后该领域的发展奠定了良好的基础。这是一个富有成效的阶段，许多优秀、新颖的研究增进了我们对脑血流自动调节（cerebral autoregulation，CA）的理解。以下只是其中的一些亮点，还有许多其他出色的研究也对该领域做出了重大贡献，由于篇幅所限不能一一赘述。

基本原理的探讨

虽然书中已详细探讨了 Lassen 曲线的相关概念，Numan 等（2014）也在其综述中明确指出自动调节平台并不像之前想象的那么平坦。但是，尽管相关证据非常少，Lassen 曲线却一直被视为静态自动调节的根基。现在，这种情况终于发生了改变。Brassard 等（2021）在最近的一篇评论中，更新了由 Numan 等执笔的 Meta 分析，正面接纳了这一观点。他们在题为"脑血流自动调节的教条主义观点正在消失"的文章中，态度鲜明地提出，是时候摆脱脑血流量（cerebral blood flow，CBF）在动脉血压（arterial blood pressure，ABP）的下限和上限区域之间保持恒定的简单想法了。

尽管可能确实存在这样一个小的区域，在此区间 CBF 对 ABP 的缓慢变化有着近似恒定的响应。但事实上，CBF 的变化受许多因素影响，并随着 ABP 的变化而相对快速地变化着。因此，静态自动调节实际上只是反应中极其缓慢的部分，而且在临床实践中也是相对罕见的。而微循环灌注似乎更加重要，有许多研究（Brassard 等）表明，微灌注对 ABP 升高和降低的反应是不对称的，脑血流自动调节对 ABP 降低的反应更有效，除了它的临床意义之外，在分析确定阶跃响应和脉冲响应等脑血流调节特征时，也应该将其一并考虑在内。

分析方法的收敛性和再现性

2016 年，由 Claassen 等起草的传递函数分析"白皮书"是分析方法中最有价值的资源之一（代码可以在 CARNet 网站上获得）。令人欣慰的是，它已成为传递函数分析的默认方法，并使作者（和审稿人）对所呈现结果的准确性和可重复性充满了信心。预计在 2022 年，将发布一个包含最新研究成果的更新版本。其积极意义在于，为其他方法学提供类似标准起到推动作用，如 CAAos（脑血流自动调节评估开放资源）平台的推进（Salinet 等，2021）。因此，过去 5 年，在分析方法方面取得的长足进步，将有助于提高研究的可靠性和可比性。

在此背景下，有一点应该引起人们的注意，即用于量化脑血流自动调节的大量指标造成了其临床应用上的困难，目前该领域的科学家们已明确认识到这一点。2019 年，Panerai 教授在 CARNet 会议上提出的"31 种类型"确实富有洞见，但彼此之间的关系仍是一个错综复杂的话题，同时也限制了它们的临床应用。尽管 Liu 等（2020）的研究一直致力于量化不同指标之间的关系。

近年来，一种应用数据驱动技术以评估脑血流自动调节功能的方法崭露头角，这是 Liu 等（2021）首创的方法。这一方法为最大限度利用所有可用数据提供了可能性，也为不同指标的作用提供定量测量。由于其所涉及的参数数量众多，这种机器学习的方法可能会驱动更大数据集的获取，从而使得未来探索数据中更多的细微之处成为可能。

临床 RCT 研究以证明临床获益

在这一领域中，脑血流自动调节的临床获益已在多个临床研究人群中体现。最近，由 Tas 等（2021）牵头的 COGiTATE 研究表明，在创伤性脑损伤（traumatic brain injury，TBI）患者中，使用脑血流自动调节指标来确定最佳脑灌注压具有积极的临床效益。这一理念在该领域已被探讨了很多年，这些研究开创了脑血流自动调节临床应用价值的先河。

在急性缺血性卒中患者中，动态脑血流自动调节（采用极低频相位角测量）是功能结局的独立预测因子（Chi 等，2018）。在相同的患者群体中，机械取栓术后，使用脑血流自动调节指标指导下的血压管理在功能结局和脑损伤方面均优于固定的血压阈值（Petersen 等，2020）。这些早期研究开辟了在多种临床情境中应用脑血流自动调节指标的重大可能性，并使患者能够真正获益。

另一项多中心研究（INFOMATAS 研究）也催生了大量评述性文章（*Cerebral Blood Flow and Metabolism*，待发表），为即将进行的急性缺血性卒中患者数据库的 Meta 分析奠定了基础（Beishon 等，2020）。在这些研究中，使用多个中心提供的足够有力的数据集来检验假设，对于在人群水平中寻找可能相对较小的差异来说，是非常宝贵的（或许经进一步检验后，能证明在亚组中更为显著）。

展望

由于篇幅所限，很多重要论文在此无法提及。但在对过去 5 年的重要研究结果进行简短回顾时，我们仍可清晰地看到这一时期取得的实质性进展。在未来的 5 年中，特别期望一个领域的进步能够推动另一个领域的发展，即随着分析方法的趋同，脑血流自动调节的评估变得更具可重复性，并被广泛应用，临床研究也会从中获益。当临床研究开始探索脑血流自动调节在不同患者群体中是如何从根本上发挥作用时，将更有助于推动对分析方法的选择和进一步的理解。

未来仍有许多工作要做，但在回望之时，我们为已取得的出色进展而鼓舞，并将以此为基础继续前行！

牛津大学客座研究员
台湾大学应用力学研究所教授
国际脑血流自动调节研究网络主席
Medical Engineering and Physics 主编

Stephen Payne

中文版序一

人类进入 21 世纪以来，更加关注大脑功能的研究，这是极富挑战性的重大科学问题，因为脑的功能结构、神经网络、信息传递的复杂性远远超出人们的想象。科学家们试图通过基因学、遗传学、分子细胞学、神经信息学、认知行为学等不同层次、不同维度的深入研究与整合，去揭示脑功能的奥秘。

近年来，神经系统退行性变导致的认知功能障碍（痴呆）已成为影响全球公共卫生健康的重大问题。针对此类病变临床诊疗的需求，相关研究领域的研究人员不断探索，以求获取最新的生物学标志，提高疾病发生的风险预测能力。

脑卒中是人类致残、致死的首要原因。国家卫健委脑卒中防治工程委员会早在 2009 年就提出"高危筛查目标干预，关口前移规范诊治"等防治策略，建立脑卒中防治体系，达到降低脑卒中的发病率、复发率、致残率和死亡率的目的。

近 10 年来的系列研究表明，脑血流动力学异常与脑血管疾病的发生、脑功能损害及认知功能障碍等密切相关。但是，年龄与脑血流量的减少、脑功能异常的相关机制不完全清楚。其中，脑代谢率、脑血流自动调节功能、脑血管反应性、血管内皮功能障碍、神经网络功能失调等多种病理机制之间的因果关系、发展进程等仍需要进一步探索。

因此，近年来对脑功能的评估也越来越受到临床诊疗的重视。脑血流自动调节是通过动态观察血压（手指动脉）的波动对大脑血流量维持相对恒定的影响，即脑血流的自动调节功能，这是由 Lassen 于 1959 年首次提出的。如果人的血压变化低于或超出脑血流自动调节功能范围，就有可能导致脑组织的低灌注或过度灌注的危险。既往的研究表明，脑血流自动调节功能与多种脑血管疾病的发生、发展和转归相关。然而，脑血流调节的运行机制、检测指标解读及对临床的指导价值仍需进一步研究。其中，动态脑血流自动调节功能的预测评估，对脑血运重建围术期患者及颅脑损伤后脑灌注压的科学化管理等，均是目前国内外研究的热点。

Cerebral Autoregulation: Control of Blood Flow in the Brain 一书由国际脑血流自动调节研究网络（CARNet）主席、牛津大学工程科学系 Stephen Payne 教授编写，是目前脑血流自动调节领域的首部专著。该专著涵盖了脑血流自动调节生理学基础知识、相关检测技术与测量指标、数学建模与临床应用等基础与临床应用方面的知识点，以及未来的研究热点和发展方向。

本书的引进对我国相关研究与临床应用领域具有积极的推动作用。本书主译钟经馨与相关参译人员，均是我国这一领域有所建树的中青年专家，他们倾注了大量心血编译了这部脑血流动力学专著。相信本书的出版，有助于国内从事脑功能及脑血流动力学评估的临床医生、科研工作者，以及计算机工程、信息等学科领域的学者未来的研究与探索。

首都医科大学宣武医院　华扬

中文版序二

脑血管病是我国居民致残和致死的首位病因。据中国国家卒中登记平台的数据显示，我国急性卒中患者第一年的复发率为 17.7%，5 年累积复发率＞30%，有约 75% 的患者有不同程度的劳动能力丧失，重度致残者高达 40%，已成为危害我国居民健康的重大公共卫生问题。脑卒中的防治聚焦于脑血管病危险因素的干预，虽已取得了巨大的成效，但形势仍不容乐观。2018 年，Lancet 发布了全球脑卒中风险排行榜，中国人群以 39.3% 的终身脑卒中风险位居全球之首。探索脑血管病的发病机制、干预靶点以降低卒中的发病率、致残率，对神经科领域而言仍任重而道远。

脑血流自动调节（cerebral autoregulation，CA）的功能评估或许可以成为脑血管病治疗和一级、二级预防的新靶点。正常生理情况下，脑血流量与脑代谢需求相匹配，这一过程有赖于 CA 根据机体的自适应性在较广泛的范围内维持脑血流量相对恒定的能力。CA 受损会使脑组织极易受到低灌注或过度灌注的影响，导致疾病的发生、发展及转归。对患者 CA 状态的了解，不仅有助于理解疾病的发展进程，还可以帮助临床制订合适的诊疗策略，以及进行预后判断。

我们项目组在"十三五"国家重点研发计划的支持下，围绕不同类型脑血管疾病的 CA 特点进行了深入的研究，在 CA 的理论机制、检测技术、临床应用等方面都取得了重大进展，并牵头撰写了我国第一部动态脑血流自动调节临床应用专家共识，以期推动 CA 的临床转化应用。

CA 的调节机制是一个极其复杂的生理过程，CA 的检测技术和测量参数也十分的庞杂，这些因素限制了 CA 的临床应用和 RCT 研究。目前特别需要一部详细论述的专著作为参考。由 Stephen Payne

教授撰写的 *Cerebral Autoregulation: Control of Blood Flow in the Brain* 涵盖了 CA 的基础知识、检测技术、分析方法和临床应用等各方面的内容，由简至繁概述了 CA 的研究进展和发展方向，是一部极具临床指导价值的著作。

　　本书由钟经馨主任主译、曾进胜教授主审，国内多位中青年专家共同参译，他们在脑血流动力学临床、教学、科研等领域均有很深的造诣。相信本书的出版会对所有关注脑功能评估的临床医生、科研工作者有所助益，也会对我国脑血管病基础研究和临床应用研究起到积极的推动作用。

吉林大学第一医院　杨　弋

原 书 序

　　人类对脑血流调节的研究，历史简短但发展迅速。*Cerebral Autoregulation: Control of Blood Flow in the Brain* 由 Stephen Payne 教授撰写，其出版是脑血流调节研究发展史上的里程碑。有意涉足这一领域的学者，可通过此书全面回顾脑血流自动调节的研究背景和相关技术。虽然脑血流自动调节这一概念在 1959 年就由 Niels Lassen 提出并定义，但能够被视为教科书的经典著作却迟迟没有出现，因此，要想成为该领域的一名专业研究者，需要查阅数百篇相关论文，才能实现必要的专业知识储备。本书精选了近 550 篇参考文献，全面介绍了脑血流自动调节的基础知识、最先进的方法学及其临床应用等内容。对那些一直活跃在脑血流调节领域的学者来说，本书将有很大的实用价值，不仅可以作为一部教学指南，还可以作为一种系统获取精华信息的有效工具。

　　由于脑循环的复杂性和所涉及临床应用的多样性，人类脑血流自动调节研究领域的一个主要特征就是多学科性。其研究团队通常涉及临床内外科医生、生物医学工程师、生理学家、医学物理学家、数学建模师、统计学家、计算机专家，甚至是更加不同寻常背景专家的组合。他们中的任何一位都将从本书中受益，以弥补其不擅长学科的不足。

　　本书涵盖了研究脑血流自动调节所需要的测量方法及临床应用的详细资料。首先，概述了目前使用的、评估脑血流自动调节所需要的、用于获取原始数据的不同测量技术，而穿透颅骨来测量脑血流并不是一个简单的操作。并且，与其他生理实验或临床研究不同的是，初始测量获取的参数本身并不能提供评估脑血流自动调节所需要的全部答案。脑血流自动调节聚焦于 ABP 变化时 CBF 的反应，所以要使用某种形式的定量模型去提取必要的信息，以评估健康或疾病状态下脑血流自动调节机制的功效。也就是说，所探寻的信息不能从测量参数中直接获得，而是在 ABP 的变化与 CBF 联级响应模型参数中才能找到。书中第 3～4 章介绍了评估脑血流自动调节的基本要素，它将对任何没有接受过系统分析数学模式正式培训的人都特别有帮助。第 5 章临床应用范围的讨论亦值得关注，精彩回顾了脑血流自动调节与临床的相关性、发展潜力和确切需求，它已渗透至医学领域的许多方面。

正如人类脑血流自动调节的研究历史一样，本书标志着人体循环研究这一前沿领域走向成熟，它值得拥有更加广泛的受众。

R.B. Panerai
University of Leicester, UK

译者前言

我一直认为，脑血流的动态监测是经颅多普勒超声（transcranial Doppler ultrasound，TCD）最具生命活力的领域，而脑血流自动调节（cerebral autoregulation，CA）功能的评估无疑是其中最有发展前景的领域之一。人类的大脑既奇妙又神秘莫测，它有 1000 多亿个神经元细胞，有着精细的网络信息系统，掌管着人们的思维、认知、情感，以及各种行为活动，而这些均有赖于持续、充足的血液供应。然而，目前为止对脑结构和功能的认识却始终有限，仍有许多未解之谜等待人们深入探索和挖掘。

已有研究表明，CA 受损可见于多种脑部疾病，如缺血性脑卒中、脑小血管病变、痴呆及颅脑损伤等，也与焦虑、抑郁等精神心理疾病相关。然而，它们孰因孰果还是互为因果，却始终没有定论。根据我们课题组的一项研究发现，即使是在年轻的轻度抑郁症患者中，也存在着 CA 异常，这可能意味着 CA 损伤是一个漫长的过程，也许要早于其他病理进程。如何在疾病链的早期去发现并干预，以阻止或延缓疾病的发生发展，始终是临床追求的目标，CA 或许就是这样一个靶点。

然而，到目前为止，国内还没有关于脑血流自动调节的专著出版。CA 的评估涉及多个学科，包括临床医学、流体力学、通信技术、数学建模和计算机科学等，由于结果分析要求高质量的连续数据，采集时更需要有熟练的操作技能。因此，CA 的相关研究需要各方力量的通力协作，任何信息的缺失都可能会使研究受阻，此时一部详细阐述 CA 相关知识的专业著作就显得尤为重要。当我发现这部囊括了上述各方面内容的著作时，感到非常欣喜；同时在阅读时，也深深体会到不同学科之间的理解难度。纵向和横向知识的探索不仅有助于深刻理解 CA，也对学科或个人知识体系的构建意义重大。本书作者 Stephen Payne 教授是牛津大学生物工程学教授，国际脑血流自动调节研究网络（cerebral autoregulation research network，CARNet）主席。作者的讲述简洁精练，从生理学基础到分析技术，再到临床应用，涵盖了有关脑血流自动调节的方方面面，对从事该领域研究或有意于此的学者而言，是一部非常实用的参考书。

为保证中文翻译版的质量，我们组建的译者团队成员均为国内从事脑血流调节并在该领域有一定建树的医生和研究者，更有幸邀请到曾进胜教授作为本书主审，他对译作提出了许多宝贵意见，并对稿件进行了严格审校。

由于科技发展日新月异，加之中外术语规范及语言表述习惯有所不同，中文翻译版中可能遗有错漏之处，恳请各位前辈及同行们批评指正。

广州中医药大学第二附属医院　钟经馨

原书前言

人类大脑的每一部分都必须有足够、持续的血液供应，以维持其健康功能。脑血流自动调节就是实现这一功能的手段，其机制非常复杂，因其他生理变量（如血压的变化等）也参与其中。脑血流自动调节功能与一系列脑部疾病密切相关，包括卒中、血管狭窄、颅脑创伤和各种脑损伤等。随着临床对脑部疾病的日益关注，脑血流自动调节的重要性也受到越来越广泛的重视。

然而，尽管相关领域发表的文献已经非常丰富，但目前仍没有针对该主题的合适概述或介绍，因此，对这个具有高度多学科融合的领域很难有一个清晰的广阔视野，也很难理解其关键的开放性问题。其相关研究发表在范围非常宽泛的科学技术和临床期刊上，被引用最多的 3 篇综述分别发表于 1990 年、1984 年和 1998 年。到目前为止，还没有关于脑血流自动调节的专著出版，近期也缺乏较全面的评述供该领域或相关学科的研究人员参考。

撰写本书的目的，就是想提供第一部关于脑血流自动调节技术发展水平最新综述的专著，涵盖脑血流自动调节的各个方面，从生物学机制、先进的测量方法到分析技术及临床应用等。当脑血流自动调节的分析研究开始从实验室移至床边，其意义尤为重大。本书旨在向一般学科和临床医生介绍这一非常不同的研究领域，同时通过更丰富的参考文献资料，为专业学者提供一个覆盖更全面的综合性介绍。希望这将有助于该领域的深度融合，帮助相关科研人员明晰现状，并沿着国际脑血流自动调节研究网络（CARNet）的方向，更清晰地确定未来的发展。

Stephen Payne

Oxford, UK

目　录

绪 论
Introduction

人类的大脑是最复杂的器官之一。尽管该领域的研究已经取得了巨大进展，但人们对其结构和功能的理解仍然十分匮乏。脑的重量虽然只占人体自身体重的 2%，但却占全身新陈代谢的20%、血流量的 14%（Kety 和 Schmidt，1948）。血流和新陈代谢之间的紧密联结，意味着即使有许多不同因素的干扰，血液流动也必须维持在严格的限度内。形成这种功能的机制非常复杂，我们统称为脑血流自动调节（cerebral autoregulation，CA）。大脑是身体所有组织调节中最严格的器官之一，脑血流量（cerebral blood flow，CBF）在动脉血压（arterial blood pressure，ABP）从基线到约 ±50% 的变化范围内，几乎能够维持恒定。

即便是短暂的血供中断也会导致晕厥（这种现象对老年人来说尤为重要），而更严重和更长时间的供血不足则会导致脑缺血。缺血期间可能诱发短暂性脑缺血发作（transient ischemic attack，TIA），并与不同类型的痴呆相关。长期的缺血还可能导致缺血性卒中，具有潜在的致残性或致命性的后果。CA 功能障碍与所有这些脑部疾病包括颅脑损伤等都密切相关。

与心脏科医生相比，临床医生可用于治疗脑血管疾病的选择仍然很少，同时这些方法也具有相当多的不良反应。随着预期寿命的延长和脑部疾病发病率的增多，脑血流量及其调控血流的病理生理的重要性也随着时间的推移而日益凸显。但是，对脑功能的评估却是相对困难的，加之研究人员和临床医生所采用的多种不同的分析技术，使得这一情况更加错综复杂。加深对 CA 及其检测技术和测量指标的理解，对于提升脑血管疾病的诊治水平至关重要。

在接下来的内容里，本文将从 CA 的生理学基础开始，对所有相关问题逐一进行阐述。然后，会具体介绍应用于 CA 的检测模型和分析技术，并展示该体系的多样化和快速扩展。最后，将详细论述 CA 在大量生理、病理情况下的作用，展现当今最新的技术水平，以期提高对 CA 的认识，从而提出该领域需要发展的方向，并确保 CA 能更大程度地转化进临床环境中去。

在正文开始之前，本书将会对 CA 做一个简短的介绍，以阐明其历史背景，并对即将讨论的内容和暂不涉及的领域设定一个界限。首先需要注意的一个主要限制条件是，本书将只介绍关于人类的研究：虽然动物模型确实提供了许多宝贵的数据，但目前人类受试者的研究数量之多，让动物模型的额外益处显得相对单薄。另外，如 Aaslid 等（1991）所述，从动物模型到人类模型转化的不足也已经被广泛证明。

CA 这一概念是 1959 年 Lassen 在他的综述论文中首次提出的（Lassen，1959）。根据 Monro-Kellie 学说（即颅内容积是恒定的），最初人们认为，脑血流量仅仅是随着脑灌注压的改变而被动变化。直到后来，通过软脑膜血管直径的测量，人们才发现这些血管直径的变化是非常活跃的。Lassen 首先绘制了一条曲线（图 0-1），他简单地从已经发表的 11 项不同研究中提取了测

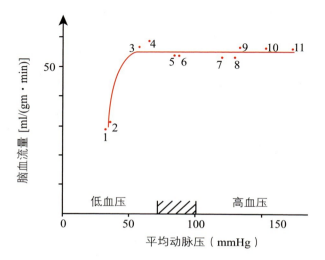

图 0-1　**Lassen 曲线**

图为脑血流量和血压。绘制了 7 项研究报告中 11 组受试者的平均值。选择了以血压变化为特征的各种急、慢性疾病。总体而言，这些数值是基于 376 项单独测量所得出的。1～2. 药物性重度低血压（81）；3～4. 药物性中度低血压（206）；5～6. 正常孕妇和正常年轻男性（206,173）；7. 药物性高血压（230）；8. 妊娠性高血压（206）；9～11. 原发性高血压（229,131,228）[经 Lassen（1959）许可转载]

量值，由此产生的数据点绘制出了相对于动脉血压的脑血流量平均值，发现脑血流量在平均动脉压的很大范围内保持平稳，仅在 50mmHg 左右时下降。至此，这条曲线便以他的名字进行了命名（Lassen 曲线）。

随后，出现了很多质疑 Lassen 方法的声音。但人们依然普遍接受了稳态脑血流量的概念，它在动脉血压两个值之间基本恒定，分别称为自动调节下限（lower limit of autoregulation，LLA）和自动调节上限（upper limit of autoregulation，ULA）（注意，Lassen 当时并没有确定上限的值），这就是我们现在所知的静态自动调节。随后，CA 的研究历史在很大程度上扩展到了动态自动调节及其对其他刺激的反应上。

　　脑血流量也会对动脉血压以外的刺激做出反应。最近的一项研究将这些刺激归纳为五种类型，调整后的形式如图 0-2 所示。事实上，脑血管系统对动脉 PCO_2 的变化最为敏感，脑血流量会随着 PCO_2 的改变而发生很大的波动。脑血管系统也会对心输出量的变化和局部神经活动的变化做出反应（后者也是许多脑成像技术的基础）。除了自动调节之外，还有神经源性控制，而这也

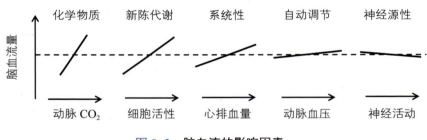

图 0-2　脑血流的影响因素

改编自 Ainslie and Duffin (2009).

是最难理解的一部分。

　　当然，脑血流量并不是颅内发生变化的唯一生理参数。在坚硬的颅骨内，脑血容量能得到维持，脑脊液（cerebrospinal fluid，CSF）的流动在不可压缩的动态平衡的体液循环中发挥着重要作用。此时，颅内压（intracranial pressure，ICP）的作用也就显得尤为重要了，特别是在脑外伤的情况下（因为根据 Monro-Kellie 学说，颅内总体积是不变的，脑组织、脑血流量和脑脊液三个组成部分中任何一个部分体积的增加，势必会导致其他两个或一个部分体积的减少，译者注）。

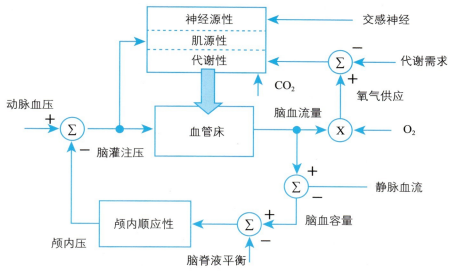

图 0-3　脑血流自动身调节主要机制原理图

经 Panerai（2004）许可转载

　　图 0-3 的示意图简单给出了涉及 CA 的可能机制和主要参数。考虑有三个关键机制：神经源性、肌源性和代谢性。同样，这些也仅是简化的术语，其调控途径其实是非常复杂且目前仍知之甚少的。从根本上讲，其主要驱动因素还是脑灌注压（cerebral perfusion pressure, CPP）。脑灌注压为动脉血压与颅内压（即颅内容物对颅腔内壁的压力）之间的压力差值，它作用于脑血管系统，并控制着脑血流量的水平。脑血流量与脑血容量（cerebral blood volume，CBV）之间也有较强的关联性。通过颅内顺应性的变化（这是动态变化的），脑血容量和脑脊液的水平就决定了颅内压的水平，这就提供了第一种反馈机制。

　　此外，脑血流量水平还取决于供应大脑的氧和其他营养物质（如葡萄糖）的数量。对氧的需求量等于脑氧代谢率（cerebral

metabolic rate of oxygen，CMRO$_2$）：任何局部或整体供需之间的不匹配，都将通过代谢途径进行反馈，以调整局部或整体的脑血流量。这提供了脑血管系统复杂信号通路中的第二种反馈机制。

肌源性反应是指动脉血压变化时血管发生的相应改变：由于血管管壁具有顺应性，动脉血压的降低将会导致血管半径的减少。事实上，这种被动的响应构成了反应的第一部分，因为它也可以通过主动恢复血管管径来平衡这种反应，从而维持脑血流量的稳定。最后，除了肌源性机制和代谢性机制之外，还有最不容易被理解的神经源性反应，现有的研究表明，无论对交感神经活动的解释还是测量，都是其中最困难的部分。

20 世纪 80 年代，随着经颅多普勒超声（transcranial Doppler ultrasound, TCD）的问世（Aaslid，1982），脑血流速度（cerebral blood flow velocity，CBFV）的可持续测量带来了 CA 领域的变革，这使得评估脑血流量对刺激的动态反应成为可能，也为探索 CA 的机制及其在不同条件下的运行方式提供了丰富的洞见。在早期的一些综述中已有定论，脑血管疾病（例如严重的颅脑损伤或急性缺血性卒中）会导致 CA 受损，甚至完全丧失，这可能会使其他脑组织因 CA 的受损而更易受到损伤（Strandgaard 和 Paulson，1984；Paulson 等，1990）。

基于 TCD 测量的自动调节指数（autoregulation index，ARI）是评估 CA 最常用的量化指标，是由 Tiecks 等在 1995 年提出的（Tiecks 等，1995）。他采用 ARI 将 CA 量化为（0～9）10 个等级，0 表示无自动调节，9 表示自动调节最佳。这一分级标准尽管非常粗放，但却能够通过使用单一的指标很容易地去比较受试者之间

CA 的状态。

当然，如果将大脑视为具有单一输入（通常指动脉血压）和单一输出（通常指测量大脑中动脉血流速度）的系统，那么，在时间序列上对这两个信号的同时测量就可以被处理成多种形式。数据的易用性开辟了一个广泛的分析领域。大多数早期的研究都假定该系统是线性的、稳定的，但目前普遍认为该系统既不是线性的，也不是稳定的，应该使用多变量分析技术。1998 年，Panerai 在其综述中就详细阐述了这一观点（Panerai，1998）。不过，从那时起到现在，相关技术已经取得了相当大的进展。最近，人们对脑损伤以及脑部疾病背景下的 CA 研究已经进行了大量的工作。

在接下来的章节里，将介绍 CA 的现状和最新进展。本书共分为 5 章，包括生理学基础、检测技术、数学模型、分析技术和临床应用。为使一般读者能够领会要点，在每一章中都会提供较为详细的信息；对于专业人士及相关研究者而言，如需进一步的细节，则可通过引文获取更多的参考资料。

（钟经馨　译　曾进胜　校）

参考文献

[1] Aaslid R, Markwalder TM, Nornes H (1982) Noninvasive transcranial doppler ultrasound recording of flow velocity in basal cerebral arteries. J Neurosurg 57(6):769–774

[2] Aaslid R, Newell DW, Stooss R, Sorteberg W, Lindegaard KF (1991) Assessment of cerebral autoregulation dynamics from simultaneous arterial and venous transcranial doppler recordings in humans. Stroke 22(9):1148–1154

[3] Ainslie PN, Duffin J (2009) Integration of cerebrovascular CO_2 reactivity and chemoreflex control of breathing: mechanisms of regulation, measurement, and interpretation. Am J Physiol Regul Integr Comp Physiol 296(5):R1473–95

[4] Kety SS, Schmidt CF (1948) The nitrous oxide method for the quantitative determination of cerebral blood flow in man: theory, procedure and normal values. J Clin Invest 27(4):476–483

[5] Lassen NA (1959) Cerebral blood flow and oxygen consumption in man. Physiol Rev 39(2):183–238

[6] Panerai RB (2004) System identification of human cerebral blood flow regulatory mechanisms. Cardiovasc Eng 4:59–71

[7] Panerai RB, Rennie JM, Kelsall AW, Evans DH (1998) Frequency-domain analysis of cerebral autoregulation from spontaneous fluctuations in arterial blood pressure. Med Biol Eng Comput 36(3):315–322

[8] Paulson OB, Strandgaard S, Edvinsson L (1990) Cerebral autoregulation. Cerebrovasc Brain Metab Rev 2(2):161–192

[9] Strandgaard S, Paulson OB (1984) Cerebral autoregulation. Stroke 15(3):413–416

[10] Tiecks FP, Lam AM, Aaslid R, Newell DW (1995) Comparison of static and dynamic cerebral autoregulation measurements. Stroke 26(6):1014–1019

第 1 章　生理学基础
Physiological Basis

本章主要阐述支配 CA 的生理学内容。首先，从脑血管系统的结构及其血流动力学开始，然后依次介绍压力变化下流量的控制，以及血气水平的变化和神经源性调控对脑血流量的影响。需要注意的是，代谢反应和脑脊液的作用在这里将不作详述，因为二者本身已经是相当大的主题，也超出了 CA 所关注的范畴。

一、脑血管系统

脑血管系统是一个高度复杂、结构异质且相互连接的血管网络。大脑的供血血管有四条，包括双侧颈内动脉（internal carotid artery，ICA）和双侧椎动脉（vertebral artery，VA）。颈内动脉主要供应前循环，椎动脉则供应后循环，同时，双侧椎动脉在延髓与脑桥处汇合形成基底动脉（basilar artery，BA）。前、后循环借 Willis 环相连，其组成包括双侧大脑前动脉（anterior cerebral artery，ACA）的 A_1 段、前交通动脉（anterior communicating artery，ACoA）、双侧后交通动脉（posterior communicating artery，PCoA），以及双侧大脑后动脉（posterior cerebral artery，PCA）的 P_1 段。大脑中动脉（middle cerebral artery，MCA）与 Willis 环相连接。脑供血动脉如图 1-1 所示。在 Willis 环分支外

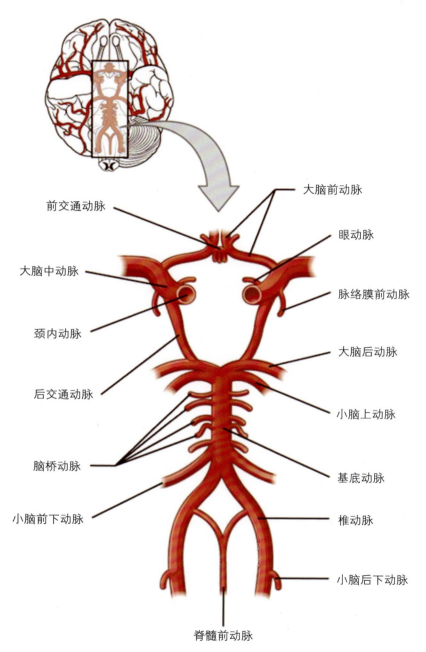

图 1-1　大脑的主要供血动脉

图片经 https://creativecommons.org/licenses/by/3.0/ 许可转载，引自 OpenStax College，未经更改

仍可见许多其他小动脉，每支都有其相应的供血区域和范围。

　　值得注意的是，Willis 环的结构在个体间存在很大差异，这一点多年来已得到公认。例如，1959 年的一项研究，作者观察了 350 例仅有动脉粥样硬化而无其他血管病变者的大脑，发现只有 52% 的受试者具有完整的 Willis 环结构（Alpers 等，1959）；另一项对 994 名具有神经功能缺损症状患者的研究显示，Willis 环完整者仅占 19%（Riggs 和 Rupp，1963）。然而，这些早期的研究几乎都没有论证这类变异对脑功能的重要影响。

　　Papantchev 等（2013）研究了 500 名受试者的 Willis 环，以量化其变异性，结果显示，58.6% 的受试者存在 Willis 环变异。其中，最常见的变异是左侧后交通动脉发育不良或缺如（占所有受试者的 35.6%），这一特征意味着左侧大脑中动脉供血区域有灌注不足的风险（当左侧颈动脉系统重度狭窄或闭塞时，译者注）。第二个常见的变异是左侧大脑后动脉 P_1 段（大脑后动脉交通前段）和（或）右侧椎动脉的发育不良或缺如（占所有受试者的 9.2%）。此外，还有许多其他的变异，有一些发生率是非常低的。然而，由于所报道的数据类型不同，以及 Willis 环变异的量化仍然没有统一标准，所以不同研究之间的比较往往差异较大。

　　尽管如此，仍有七种不同类型的变异在所有研究中是比较一致的。约 58.6% 受试者中存在 Willis 环变异，这与早些时期同一作者的其他研究相似（48.2%、42.4%、66.7%），并与 Alpers 等（1959）的早期研究结果基本一致。因此，在进行脑部成像时，可以清楚地看到，约半数人的 Willis 环存在着明显差异。

　　这些变异可能在血流供应发生变化时，对血流响应的差异性有着非常重要的影响。Willis环的一个主要特征就是它将前、后循环和左右半球连接起来，这使得理论上供血血管的血液能够到达脑血管系统的任一部分。如果供血血管阻塞，由供血血管及其下游血管供给的脑组织缺血程度，将取决于血管阻塞的程度及侧支循环的代偿能力，即是否仍然能够为相应的脑组织提供足够的血液供应。当然，这种代偿能力也许会随着时间的推移而发生变化，因为血液流动的路径发生了改变，而血液循环对这种变化的反应可能更依赖于时间。

许多研究已经证明了侧支循环在大脑血液供应中断时的重要作用。侧支循环采用0～4级分级系统进行评估（0级表示无侧支血流，4级表示有完全的侧支血流[1]）。Bang等对22名急性缺血性卒中（acute ischaemic stroke，AIS）患者的研究发现，血运重建再灌注的发生率会随着侧支循环分级的增高而改善（Bang等，2011a）。同样的，在侧支代偿不良和再通欠佳的患者中，出血转化的风险也更高（Bang等，2011b）。导致这一结果的原因可能是由于侧支血流的缺乏增加了缺血组织损伤的风险，进而也使组织更容易出血。因此，侧支循环分级在帮助指导急性缺血性卒中的治疗决策方面具有相当大的潜力。

与循环系统的划分相似，脑血管系统也细分为不同类型的血管。血液通过大动脉后，先进入小动脉。小动脉的管壁较厚，其

---

[1] 译者注：美国介入和治疗神经放射学学会／介入放射学学会（ASITN/SIR）对侧支循环的分级标准（2003）如下。0级，缺血区无侧支血流形成；1级，缺血区周边可见缓慢的侧支血流；2级，缺血区周边可见快速的侧支充盈，缺血区内部分血流灌注；3级，静脉晚期可见缺血区有缓慢但完全的侧支血流充盈；4级，侧支血流快速而完全地充盈缺血区域。

内壁含有大量的平滑肌细胞，可使血管张力受到强有力的调节以控制血液流动。然后，血液进入一个复杂的、相互连接的网络——毛细血管网，为脑组织提供营养，并将代谢产物带离组织。之后，血液流入小静脉和静脉，最后再回流至心脏。静脉血管的大血容量和扩张性意味着其在维持脑血容量方面起着关键作用。主要静脉血管如图 1-2 所示。

综上，脑血管系统的血液流动是非常复杂的，具有高度的空间异质性。毋庸置疑，它需要非常严格的控制以保障大脑每个部分都有充足的血液供应，并使供给与需求相匹配。这一过程是基

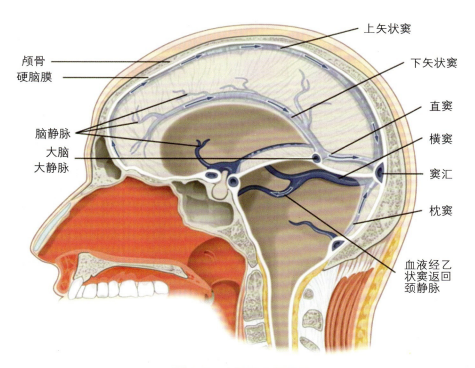

图 1-2　大脑的主要静脉

图片经 https://creativecommons.org/licenses/by/3.0/ 许可转载，引自 OpenStax College，未经更改

于局部的需求变化来平衡的，而不是一个在整体水平上供需平衡的过程。由于篇幅所限，这里不做详细论述，但显然它们之间是密切相关的。

二、血流动力学

虽然脑血管系统高度复杂，但在稳定状态下通过大脑的血流可以非常简单地描述为（公式 1-1）。

$$Q = \frac{\Delta P}{R} \qquad （公式 1-1）$$

其中，Q 表示脑血流量，ΔP 表示压力差（动脉到静脉），R 表示血流阻力。因此，CBF 将随着压力差的下降而降低，除非血流阻力也随之下降。单一血管对应方程（泊肃叶方程）关于血管阻力的表述如下（公式 1-2）。

$$R = \frac{8 \mu L}{\pi R^4} \qquad （公式 1-2）$$

其中血管长度为 L，半径为 R，血液黏度为 μ。血液是一种非牛顿流体，其黏度随血管直径和血液血细胞比容（红细胞体积分数）的变化而变化，尽管这十分复杂，但这种关系却非常常用。

值得注意的是，泊肃叶方程仅严格适用于轴对称血管中符合牛顿流体的稳定层流。然而，在大脑中，其他假设大多数都是合理的，除了对牛顿性质的需求之外。通过使用黏度的经验关系，最后一种情况将得到补偿。这通常仅适用于直径小于约 100μm 的血管。最常用的关系式是 Pries 等提出的（Pries 等，1990），其中黏度作为血浆黏度的一部分，直径为 D 的血管和流出的血细胞

比容 HD 由公式 1–3 和公式 1–4 表示。

$$\eta_{rel} = 1 + \frac{e^{HDa} - 1}{e^{0.45a} - 1}(110e^{-1.424D} + 3 - 3.45e^{-0.035D}) \quad (公式\ 1\text{--}3)$$

其中

$$\alpha = \frac{4}{1 + e^{-0.593(D-6.74)}} \quad (公式\ 1\text{--}4)$$

这一模型表明，大血管（D＞15μm）的相对黏度随血细胞比容呈指数样增加，而小直径血管（D＜5μm）的相对黏度与血细胞比容近似呈线性关系。

由于压力和流量可以是线性相关的，所以串联和并联的血管阻力可以用与电阻完全相同的方式组合。这使得对分支血管而言，集中划分的构型相对简单，尽管这种平均的方法会忽略掉所有空间信息。

阻力可用于模拟稳流。当研究血流动力学时，有必要将血流的惯性和血管管壁顺应性的影响考虑在内。在电气等效模型中，它们通常被分别建模为电感和电容，这将在第 3 章的集中参数模型中进行更详细的阐述。

三、流量的调节

由于血管的阻力取决于半径、长度和血细胞比容，而后两项基本上是不变的，除非在非常长的时间尺度上才会发生适应性的变化，因此，血流可以简单地通过改变血管的管径来进行调控。事实上，血管阻力与血管半径的四次方成反比，这意味着，即使是很小的半径变化，也会导致血管内的血流量发生很大的变化。

这提供了一个非常精细的控制程度，特别是当不同级别的血管对流量变化的反应程度不同时。当然，鉴于脑血管系统的复杂性，这种调控可能非常复杂，其背后的完整机制尚不十分清楚。

在血管管径不变的情况下，血流量与驱动血压成线性相关。而当血压降低时，为了维持血流量，需要血管管径看似矛盾的扩张。这与单纯的血管管壁的被动反应正好相反，被动的血管管壁反应会因血压下降而收缩，而这种被动反应会因为血压的下降导致脑血流量在初始时的快速下降，如图 1–3 所示。

因此，脑血管系统必须通过一种主动机制（肌源性反应）来克服这种被动反应。这种被动和主动方式之间的平衡，导致了脑

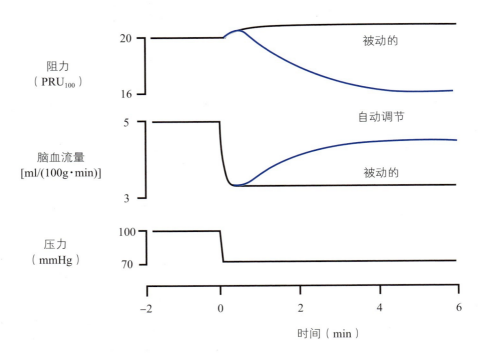

图 1–3 脑血管系统对血压逐级下降的反应

经 Richard E Klabunde 博士许可转载，引自 cvphysiology.com

血流量对动脉血压的变化产生特征性的双相反应。在主动机制开始运作之前，被动反应立即启动，使脑血流量恢复到所需水平，如图1–3所示。

这种反应有其范围的限制，因为可以达到最大扩张和最大收缩程度。所以，自动调节显示了其下限（最大扩张）和上限（最大收缩），如图1–4所示。这些上限和下限均遵循幂律关系，正如第3章所概述。这一曲线是根据Lassen最初的研究得出的，因此也被称为Lassen曲线（Lassen，1959）。

所以，为了使脑血流量在一定范围内维持近乎恒定，血管有

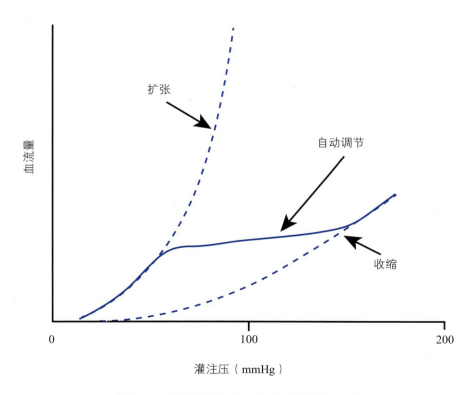

图1–4 自动调节曲线，显示了下限和上限

经Richard E Klabunde博士许可转载，引自cvphysiology.com

一个非常强的活动过程。鉴于影响阻力的、唯一可调整的参数是血管半径，并且这是由施加的压力和管壁的硬度（或其逆、顺应性）所决定的，因此，完全可以通过控制血管顺应性来实现自动调节。这就是为什么几乎所有的 CA 模型都是基于动脉顺应性反馈的概念，正如第 3 章所述。

血管张力的概念，即血管相对于其最大扩张状态的收缩程度，也在这种情况下被使用。这是相关血管中平滑肌细胞激活水平的表现。当然，在现实中，并不是所有血管都能对动脉血压的变化做出相同程度的调整。小动脉主要控制脑血流量，而静脉血管主要控制脑血容量。这是因为小动脉是厚壁血管，其管壁主要由平滑肌细胞组成。然而，最新的证据表明，周细胞在控制毛细血管血流方面的作用，可能比之前所认为的更加重要。

血管平滑肌细胞是大小为 5～50μm 的小梭形细胞，主要由肌球蛋白和肌动蛋白组成。这些厚分子和薄分子分别组成了连接在细胞壁上的链：收缩时，两条丝状体互相滑动，平滑肌细胞变短，因此血管壁收缩。肌球蛋白和肌动蛋白之间的桥接作用主要由细胞内 Ca^{2+} 水平决定。细胞内 Ca^{2+} 与钙结合蛋白钙调素形成复合物，它可以激活一种称为肌球蛋白轻链激酶（myosin light chain kinase，MLCK）的磷酸化酶；这导致轻链蛋白被 ATP 磷酸化，该蛋白是肌球蛋白跨桥头的一部分。由此产生的磷酸化使得跨桥的形成和循环成为可能，从而使肌球蛋白和肌动蛋白结构收缩。

事实上，细胞内的钙主要支配这一过程，这就意味着细胞膜电位在收缩中起着关键作用。因此，作为膜电位主要决定因素的 K^+ 的动态水平就非常重要了。细胞膜上有许多 K^+ 通道可以调节这种浓度，但其中最为关键的是向内整流的 K^+ 通道和 ATP 依赖性 K^+ 通道。

细胞内 Ca^{2+} 的增加可以由以下两种不同过程之一所引起：机电耦合，即膜去极化导致电压驱动的 Ca^{2+} 通道打开，细胞内 Ca^{2+} 增加；或机械耦合。在后者中，神经递质可以通过血管收缩激动药（如去甲肾上腺素）和膜结合受体（如 α_1 肾上腺素能受体）引起细胞内 Ca^{2+} 的增加，从而打开膜中受体操纵的 Ca^{2+} 通道，或诱导形成细胞内第二信使——肌醇三磷酸（inositol trisphosphate，IP_3）打开肌浆网（sarcoplasmic reticulum，SR）的通道，释放存储的 Ca^{2+}。在这两个过程中，激活的受体刺激特异的三磷酸鸟苷（guanosine triphosphate，GTP）结合蛋白。

除此之外，还有其他特定受体，它们与其他特异性蛋白质和其他酶连接，产生特异的第二信使。例如，与腺苷酸环化酶相连的 β_2 受体，可催化 ATP 转化为环磷酸腺苷（cAMP）：这种受体水平的增加导致蛋白激酶 A 的激活和 Ca^{2+} 的释放。环磷酸鸟苷（cGMP）是引起血管平滑肌松弛的重要的细胞内第二信使，一氧化氮就是通过这一途径发挥作用的。

尽管脑血流量有一个简单的调节机制，但具体如何实现却是非常复杂的，有许多不同的影响因素在控制动脉张力中发挥着作用。下文将从动脉、毛细血管和静脉的角度，对这些问题进行简要陈述。需要注意的是，这里没有涵盖那些根据神经活动变化而调整血流的局部过程，因为这超出了本书的范围。有关这一主题以及相关主题的更多细节，请参阅一些生理学文献，如 Mohrman 和 Heller 的文章（Mohrman 和 Heller，2013）。

（一）动脉张力的控制

小动脉的反应可分为三种类型：局部因素、神经因素和激素因素。值得注意的是，局部反应是最重要的，因为它能通过反应去适应局部的需求，而其他因素则在某些情况下发挥作用，并提供一定程度的协调。激素因素在自动调节中的作用则非常有限。

血管舒张是一种应对缺氧的反应，即血管对组织氧合减少的反应。事实上，这也是功能磁共振（functional magnetic resonance imaging，fMRI）血氧水平依赖性反应的起源，血管舒张增加了脑血流量和脱氧血红蛋白，从而产生可测量信号。这是一个复杂的过程。腺苷是一种非常强大的血管扩张药，可以随着代谢活动的增加或缺氧而释放。人们认为可能是多种因素的组合导致了血管张力的变化，并且已经建立了许多数学模型来模拟这种联合反应，详见第3章所述。

代谢反应通过血管舒张代谢物来控制血管张力。这些物质在新陈代谢过程中被释放到血液中：在稳定状态下，它们的作用是引起足量脑血流所需的血管舒张水平，然而，如果供应和代谢之间的平衡受到代谢增加的影响，就会释放更多的代谢产物，导致脑血流量增加；同样，如果血压下降，脑血流量减少，由此产生的代谢产物的累积将导致血管扩张，从而恢复脑血流量与代谢之间的平衡。

一氧化氮（nitric oxide，NO）在控制血管张力方面起着重要作用。一氧化氮最初被称为内皮源性舒张因子（endothelial derived relaxing factor，EDRF），是由内皮细胞（血管壁内层）

内的一种氨基酸（L- 精氨酸）通过一氧化氮合酶（nitric oxide synthase，NOS）的作用而产生的。它可以自由地扩散到平滑肌细胞中，刺激环磷酸鸟苷的生成。一氧化氮通过激活引起环磷酸鸟苷生成的鸟苷酸环化酶起作用。环磷酸鸟苷激活蛋白激酶 G，导致 Ca^{2+} 的摄取和钙激活的 K^+ 通道的开放。Ca^{2+} 的下降阻止了肌球蛋白轻链激酶（myosin light-chain kinase，MLCK）磷酸化肌球蛋白分子，并阻止跨桥循环，从而使血管张力降低。

一氧化氮在以某种方式响应内皮细胞上的剪切应力时尤为重要。任何通过抑制一氧化氮合酶来阻断一氧化氮形成的化学制剂都会导致血管阻力的增加（这就是为什么人们认为一氧化氮的产生有一个基线水平的原因）。内皮细胞还分泌其他几种血管扩张药，包括内皮源性超极化因子（endothelial-derived hyperpolarizing factor，EDHF）、前列环素（PGI_2）、血管收缩药和内皮素等。

除了局部控制机制外，还有神经因素的影响。交感神经血管收缩纤维通过调节总的外周阻力，在维持整体动脉血压中起到了关键作用。交感神经血管收缩纤维的末端结构释放去甲肾上腺素，其与平滑肌细胞上的 α_1- 肾上腺素能受体结合后，会导致小动脉张力的增加。这一过程是通过这些受体与磷脂酶 C 和第二信使 IP3 的三磷酸鸟苷结合蛋白连接，以激活细胞内 Ca^{2+} 的释放来实现的。

（二）毛细血管血流量的控制

周细胞是毛细血管内独立的收缩细胞，在稳定新生的毛细血管、维持血脑屏障和调节脑血流量等方面发挥作用。近来，人们对周细胞在 CA 中的潜在作用产生了相当大的兴趣。以前认为毛细血管床是被动受体，小动脉张力的变化是由毛细血管周细胞所驱动。但目前，关于毛细血管周细胞是否在这一过程中发挥积极作用，一直存在很多争议。

一项大鼠动物实验表明，毛细血管扩张的速度要快于小动脉的扩张，周细胞会主动舒张以诱导这种血管扩张（Hall 等，2014）。神经元活动导致信使的释放，使毛细血管先于小动脉扩张，周细胞表现出基线水平松弛的张力。但对于小动脉和毛细血管是在不同的时间接收到相同的信号，还是小动脉直接从周细胞接收到信号，目前尚不清楚。例如，毛细血管扩张在增加局部脑血流量方面起到重要作用，也因此可能是血氧水平依赖性反应（BOLD）的重要组成部分。

值得注意的是，周细胞可能在缺血和再灌注损伤后导致的脑血流量持续下降过程中发挥作用。因为周细胞迅速死亡，并可能通过增加毛细血管血流的阻力，导致毛细血管血流量长期减少。周细胞在局部水平调节脑血流量中潜在的重要作用表明，血流的自动调节范围可能比以前所认识到的更宽、更广。

（三）静脉张力的控制

需要注意的是，控制小动脉张力的机制也以不同的方式适用于静脉张力的调控。尽管静脉的基线张力要低得多，控制程度也要小得多。例如，对血管舒张代谢产物的影响很小。然而，静脉的血管管壁中也含有一些平滑肌细胞，即使达不到与动脉相同的舒缩程度，仍可以通过交感神经的神经支配，以同样的方式实现血管收缩。在这种情况下，静脉的主要作用是控制脑血容量，因为它们贡献了约 75% 的脑血容量。

（四）神经源性控制

脑血管系统调控的一个关键部分是控制手段的空间变异性。不同的血管由来自神经系统不同部位的神经纤维所控制：表浅血管为周围神经神经节（外在神经），颅内血管为内在脑神经元（内在神经），如 Hamel 的文章所述（2006）。与血管张力的调节一样，交感神经系统起到改变自动调节上限的作用，而副交感神经系统在正常情况下作用似乎有限。

控制神经纤维的这种划分，使得调控能够达到协调和精确的程度。科学家们在神经血管单元的背景下已经进行了大量的研究工作，主要是探查它对刺激的反应，而不是它在自动调节中的作用。尽管神经源性控制会随着衰老及脑卒中、高血压和阿尔兹海默症等疾病而改变，但对于它在人类不同状态下如何变化仍然知之甚少（Lecrux 和 Hamel，2011）。由于这本身就是一个非常重要的主题，这里将不作进一步的详细描述。

总而言之，有许多不同的调控机制在血管系统的不同层次上运行着，并且，它们运作的时间和尺度范围也不尽相同。因此，在全脑和局部范围内对血液流动的调控，是许多不同过程的结合，这些过程共同作用，以维持血液和营养物质的持续供应。要了解这些过程在健康和疾病中的相互作用，人们未来还有很多工作要做。

四、血气水平的影响

  脑血流量也强烈受到血气水平变化的影响。众所周知，动脉 CO_2 水平升高会使血管扩张，导致静态脑血流量大幅增加：早在 1948 年，就有学者研究了脑血流量对动脉 CO_2 和动脉 O_2 的反应（Kety 和 Schmidt，1948）。脑血流量的动态反应也受到 CO_2 的强烈影响：即使是 CO_2 浓度相对较小的变化，也会导致脑血流量对动脉血压变化的动态反应发生实质性改变。事实上，5% 的 CO_2 浓度通常被视为导致 CA 受损的标志。

  Reivich 的一项经典研究探讨了二氧化碳分压（partial pressure of carbon dioxide，$PaCO_2$）对脑血流量的影响（Reivich，1964），但是，这项研究是在 8 只恒河猴身上进行的（这是使用动物模型的一个罕见的例外，不过需要注意到这样的事实，在人类身上令人惊讶地没有得到等效的实验曲线）。Reivich 提出的关系式如下（公式 1-5）。

$$CBF = 20.9 + \frac{92.8}{1+10570e^{-5.251\,\log PaCO_2}} \qquad （公式\ 1\text{-}5）$$

  脑血流量与 $PaCO_2$ 的关系如图 1-5 所示，连同由此产生的脑血流量分数变化对 $PaCO_2$ 变化的敏感性。脑血流量对动脉 CO_2 的依赖性非常强，在大约 40mmHg 时最为敏感：在此值（典型的基线值）下，脑血流分数变化对 $PaCO_2$ 分数变化的敏感性可达 90%。这远远大于对动脉血压变化的敏感性，见绪论中的图 0-2。

  鉴于这种高敏感性，CO_2 水平对 CA 的影响已被广泛研究，许多研究探讨了低碳酸血症和高碳酸血症在一系列不同刺激下对

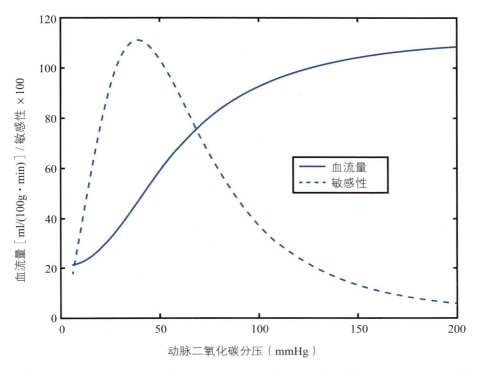

图 1-5　**PaCO$_2$ 与 CBF 的关系及 PaCO$_2$/CBF 关系的敏感性（标度）（Reivich，1964）**

静态自动调节和动态自动调节的影响。值得注意的是，人们认为动脉张力并非直接对 CO_2 的变化做出反应，而是对 CO_2 变化引起的细胞外 pH 的变化做出反应：这表明动脉 CO_2 先影响 pH，进而影响一氧化氮合酶，从而影响血管张力（Murkin，2007）。此外，高氧血症和高碳酸血症患者的平均脑血流速度均降低（Nishimura 等，2007），因此，分析将受到系统运行于不同基线这一事实的影响。有研究表明，在基线条件下，对 CO_2 的反应和自动调节之间没有相关性，这两种机制是截然不同的（Carrera 等，2009）。

　　低碳酸血症已被证明可以降低自动调节平台，自动调节下限变化不大，自动调节上限也没有明显变化（Meng 和 Gelb，

2015）。Ogoh 等（2010a）发现，低碳酸血症患者的动态自动调节（使用 RoR 分析）得到改善。

高碳酸血症可以提高自动调节平台，自动调节下限向右移动，自动调节上限向左移动（Meng 和 Gelb，2015）。高碳酸血症患者的静态自动调节受损（Perry 等，2014）；同样，在吸入 CO_2 后，动态自动调节（使用相位角分析）也受损（Carreara 等，2009）。Panerai 等的研究表明，频率低于 0.05Hz 时，相干函数和振幅显著增加；而频率范围在 0.02～0.1Hz 时，相位角显著降低，这表明当 5% CO_2 存在时，CA 受损（Panerai 等，1999）。这与 Ainslie 等（2008a）的结果相反，他们发现在大多数高碳酸血症和低碳酸血症的最极端范围内，除了脑血流速度变异性和相位发生变化外，传递函数参数或压力反射敏感性（baroreflex sensitivity，BRS）则没有变化。这些变化与通气有关，因此，有人认为，影响 CA 的是过度通气，而不是 $PaCO_2$。

CO_2 对动态 CA（使用相位角分析）的影响比对脑血流速度的影响要慢（Liu 等，2013）。这与 Dineen 等的研究结果一致，他们测量了 CA 对短暂性低碳酸血症和高碳酸血症的时间反应，发现对 $PaCO_2$ 的变化存在延迟的动态反应（Dineen 等，2010）。高碳酸血症也被证明在静息和刺激期间均显著影响神经血管耦联，这被认为是通过损害 CA 的代谢成分而发挥作用的（Maggio 等，2013，2014）。

除了研究动脉 CO_2 水平变化的影响之外，人们对动脉血氧水平的作用也有很大的兴趣，当然，要将动脉 CO_2 水平和 O_2 水平的影响区分开来并不是一件容易的事情。

Katsukawa 等（2012）使用传递函数分析发现，轻度缺氧会损害动态自动调节，并降低稳态的脑血流速度。而有研究者使用传递函数分析（transfer funtion analysis，TFA）和恢复率（RoR）两种分析方法同样也得出上述结论（Bailey 等，2009）；Nishimura 等（2010）再次使用 TFA 进行了测量，结果显示这种损伤在数小时内持续存在。急性缺氧患者在静息状态和快速袖带放气期间，使用自动调节指数（autoregulation index，ARI）均检测到 CA 受损（Subudhi 等，2009）。然而，有学者对健康受试者的研究发现，在急性缺氧期间，CA 功能得到提高（通过低频增益的增加来衡量）（Ainslie 等，2008b）。

等碳酸低氧对 CA 的损伤，在低碳酸低氧中被消除（Querido 等，2013），因为低碳酸血症提高了相对于等碳酸低氧时的自动调节反应（Ogoh 等，2010a）。Ogoh 等使用 RoR 分析表明，相对于常氧状态，低碳酸低氧时的 CA 有所改善，而等碳酸低氧时的 CA 则受损（Ogoh 等，2010a）。Bailey 等发现，低氧时没有发现过度灌注、血脑屏障破坏或神经元实质损伤的证据，表明这是一种健康的反应（Bailey 等，2009）。

在等碳酸性高氧血症时，CA 通过 RoR（Ogoh 等，2010a）或 TFA（Ainsile 等，2008b；Nishimura 等，2007）分析 CA 均没有变化。

五、神经调控

尽管交感神经活动在控制脑血流量中起着重要作用，但这仍然是 CA 中最不为人所知的方面，尤其是在人类中。主要原因是交感神经活动的测量是非常具有挑战性的，常常实验数据中任何无法解释的变异，都可能会简单地归结为由这一影响所致。由于有 4 个主要因素控制血流（肌源性反应、血气变化、神经激活和交感神经活动），当只能进行有限的数据测量时，这些因素的解耦就显得非常困难了，特别是在人类受试者中。最近的一篇综述指出，人们对 CA 的神经控制知之甚少的原因至少有 8 个：冗余；交感神经分布不均；血脑屏障通透性；物种分化；交感神经刺激的持续时间和强度；灌注压的不对称性和影响；CA 的区域差异；代谢抑制等（Ainslie 和 Brassard，2014）。

在近期发表的另一篇关于脑血管系统自主神经控制的综述里，将这种控制分为交感神经控制机制和胆碱能控制机制（Tan 和 Taylor，2014）。两者在 CA 中都发挥了作用，尽管证据基础薄弱，尤其是关于前者。在健康受试者中，使用樟磺咪芬进行神经节自主神经阻滞以消除这两种形式的控制，甚至在注射去氧肾上腺素以恢复动脉血压时，也会导致增益的增加和相位的下降（Zhang 等，2002）。使用酚妥拉明阻断 α- 肾上腺素能阻滞交感神经，显示 CA 受到影响，表明了交感神经活动确实在 CA 中发挥了作用（Hamner 等，2010）。使用格隆溴铵来阻断胆碱能，也证明了胆碱能控制系统对 CA 的影响（Hamner 等，2012）。

在健康志愿者中，通过使用各种药物阻断药，已经能够量化交感神经、胆碱能和肌源性机制对 CA 的影响。虽然肌源性反应是 ABP–CBFV（动脉血压 – 脑血流速度）关系中的最大贡献者，但这些效应仅影响 CA 范围以外的关系，而神经源性控制在该区域显然占据着主导地位（Hamner 和 Tan，2014）。值得注意的是，近 40% 的变异仍然不能使用这三种机制来解释。在握力动作过程中，ARI 的时变性在试验开始和结束时都会下降，因此有学者提出了与肌源性、代谢性和（或）神经源性机制不同的时间常数（Nogueria 等，2013）。

White 等（2000）及 Zhang 等（2004）利用一氧化氮酶抑制药 L-NMMA（精氨酸），与去甲肾上腺素和去氧肾上腺素（用于匹配动脉血压的增加）进行比较，研究了一氧化氮对 CA 的影响。后一项研究显示两组间无统计学差异，而前者则显示两组间有显著差异，去甲肾上腺素组 ARI 变化大于 L-NMMA 组，表明一氧化氮介导了部分动态自动调节的反应。

活性氧（reactive oxygen species，ROS）作为细胞信号分子，影响着负责调节压力诱导的肌源性张力的机制，从而影响 CA，已被提议作为缺氧损伤或脑代谢改变患者治疗和干预的潜在靶点（Terashvili 等，2006）。

其他的早期研究，使用非药物诱导的变化得出了不同的结论。例如，Heckmann 等（1999）在健康志愿者中使用头部向下倾斜的方法，发现交感神经激活是缺乏的。有学者对健康受试者使用大腿袖带试验和直立倾斜试验也发现交感神经系统对 CA 没有影响（Gierthmühlen 等，2011 年）。Ogoh 等（2010b）用 RoR 分析发现，动态自动调节不受静态的握力运动试验及其相关血压升高的影响。

在正常 CO_2 浓度的健康受试者中，其 CA 不受刺激的影响（Maggio 等，2014）。尽管大脑的活动会导致动态自动调节的显著变化，但不同的任务会使一侧或双侧大脑半球活动期间的相位显著减少（Panerai 等，2005）。控制系统方法的使用表明，闪光刺激试验和大腿袖带试验的反应可以由同一种控制系统所控制（Rosengarten 等，2001）。

使用咪达唑仑和异丙酚研究交感神经和副交感神经活动发现，咪达唑仑导致交感神经活动占主导地位，对内皮依赖性舒张没有影响，而异丙酚会导致副交感神经占主导地位，抑制内皮依赖性舒张（Ogawa 等，2010）。尽管降低了相同程度的稳态脑血流速度，但只有前者显示出 CA 的变化。

通过研究压力反射敏感性和 CA 之间的相互作用，发现 ARI（和 RoR）与压力反射敏感性呈反比关系，提示这两种物质的相互补偿可以维持脑血流量（Tzeng 等，2010）。

其他潜在影响 CA 的因素亦有过研究，为了简洁起见，这里只简要叙述。在健康对照受试者中，用 ARI 测量的心排血量的变化不影响 CA（Deegan 等，2010）。热应激可以改善 CA，这可以从极低频率下传递函数的变化得到证明（Brothers 等，2009；Low 等，2009）。已知低血容量在 CA 中起作用（Ogawa 等，2013），而高血容量性血液稀释会导致 CA 受损（Ogawa 等，2007）。

六、总结

尽管脑血管系统由一个非常复杂的血管网络组成，但其连接方式使得脑组织可以被来自多个不同来源的血液灌注，这些血液通过多个不同途径到达灌注区域，从根本上说，脑血流量的控制可以简单地通过调整单个血管的直径以响应供需变化。血管直径由血管张力决定，其受到局部和整体的调控。在局部，是对周围条件的反应，在整体，则通过复杂的信号通路和交感神经活动来完成。血气水平也控制着脑血流量，而高碳酸血症常被用作模拟CA受损的手段。

局部控制和整体调控之间的平衡，使得理解CA非常具有挑战性。即使在健康受试者中，两者之间的平衡关系也不十分清楚，而这种调控在病理条件下，或在对损伤的反应中是如何受到影响的，则更加难以理解。造成这种情况的一个主要原因是很难进行适当的测量来区分这些不同的影响，而每种测量方式都有其自身的局限性和假设，而这些将会在下一章中论述。

（张伟骏　译　钟经馨　校）

参考文献

[1] Ainslie PN, Brassard P (2014) Why is the neural control of cerebral autoregulation so controversial? F1000Prime Rep 6:14

[2] Ainslie PN, Celi L, McGrattan K, Peebles K, Ogoh S (2008a) Dynamic cerebral autoregulation and baroreflex sensitivity during modest and severe step changes in arterial PCO_2. Brain Res 16(1230):115–124

[3] Ainslie PN, Ogoh S, Burgess K, Celi L, McGrattan K, Peebles K, Murrell C, Subedi P, Burgess KR (2008b) Differential effects of acute hypoxia and high altitude on cerebral blood flow velocity and dynamic cerebral autoregulation: alterations with hyperoxia. J Appl Physiol (1985) 104(2):490–498

[4] Alpers BJ, Berry RG, Paddison RM (1959) Anatomical studies of the circle of Willis in normal brain. AMA Arch Neurol Psychiatry 81(4):409–418

[5] Bailey DM, Evans KA, James PE, McEneny J, Young IS, Fall L, Gutowski M, Kewley E, McCord JM, Møller K, Ainslie PN (2009) Altered free radical metabolism in acute mountain sickness: implications for dynamic cerebral autoregulation and blood-brain

barrier function. J Physiol 587(Pt 1):73–85

[6] Bang OY, Saver JL, Kim SJ, Kim GM, Chung CS, Ovbiagele B, Lee KH, Liebeskind DS (2011a) Collateral flow predicts response to endovascular therapy for acute ischemic stroke. Stroke 42 (3):693–699

[7] Bang OY, Saver JL, Kim SJ, Kim GM, Chung CS, Ovbiagele B, Lee KH, Liebeskind DS (2011b) UCLA-Samsung stroke collaborators. Collateral flow averts hemorrhagic transformation after endovascular therapy for acute ischemic stroke. Stroke 42(8):2235–2239

[8] Brothers RM, Zhang R, Wingo JE, Hubing KA, Crandall CG (2009) Effects of heat stress on dynamic cerebral autoregulation during large fluctuations in arterial blood pressure. J Appl Physiol (1985) 107(6):1722–1729.

[9] Carrera E, Lee LK, Giannopoulos S, Marshall RS (2009) Cerebrovascular reactivity and cerebral autoregulation in normal subjects. J Neurol Sci 285(1–2):191–194

[10] Deegan BM, Devine ER, Geraghty MC, Jones E, Ólaighin G, Serrador JM (2010) The relationship between cardiac output and dynamic cerebral autoregulation in humans. J Appl Physiol (1985) 109(5):1424–1431

[11] Dineen NE, Brodie FG, Robinson TG, Panerai RB (2010) Continuous estimates of dynamic cerebral autoregulation during transient hypocapnia and hypercapnia. J Appl Physiol (1985) 108(3):604–613

[12] Gierthmühlen J, Allardt A, Sawade M, Baron R, Wasner G (2011) Dynamic cerebral autoregulation in stroke patients with a central sympathetic deficit. Acta Neurol Scand 123 (5):332–338

[13] Hall CN, Reynell C, Gesslein B, Hamilton NB, Mishra A, Sutherland BA, O'Farrell FM, Buchan AM, Lauritzen M, Attwell D (2014) Capillary pericytes regulate cerebral blood flow in health and disease. Nature 508(7494):55–60

[14] Hamel E (2006) Perivascular nerves and the regulation of cerebrovascular tone. J Appl Physiol (1985) 100(3):1059–1064

[15] Hamner JW, Tan CO (2014) Relative contributions of sympathetic, cholinergic, and myogenic mechanisms to cerebral autoregulation. Stroke 45(6):1771–1777

[16] Hamner JW, Tan CO, Lee K, Cohen MA, Taylor JA (2010) Sympathetic control of the cerebral vasculature in humans. Stroke 41(1):102–109

[17] Hamner JW, Tan CO, Tzeng YC, Taylor JA (2012) Cholinergic control of the cerebral vasculature in humans. J Physiol 590(Pt 24):6343–6352

[18] Heckmann JG, Hilz MJ, Hagler H, Mück-Weymann M, Neundörfer B (1999) Transcranial Doppler sonography during acute 80 degrees head-down tilt (HDT) for the assessment of cerebral autoregulation in humans. Neurol Res 21(5):457–462

[19] Katsukawa H, Ogawa Y, Aoki K, Yanagida R, Iwasaki K (2012) [Acute mild hypoxia impairment of dynamic cerebral autoregulation assessed by spectral analysis and thigh-cuff deflation]. Nihon Eiseigaku Zasshi 67(4):508–513

[20] Kety SS, Schmidt CF (1948) The effects of altered arterial tensions of carbon dioxide and oxygen on cerebral blood flow and cerebral oxygen consumption of normal young men. J Clin Invest 27(4):484–492

[21] Lassen NA (1959) Cerebral blood flow and oxygen consumption in man. Physiol Rev 39 (2):183–238

[22] Lecrux C, Hamel E (2011) The neurovascular unit in brain function and disease. Acta Physiol (Oxf) 203(1):47–59

[23] Liu J, Koochakpour H, Panerai RB, Katsogridakis E, Wang Z, Simpson DM (2013) Tracking instantaneous pressure-to-flow dynamics of cerebral autoregulation induced by CO_2 reactivity. Conf Proc IEEE Eng Med Biol Soc. 2013:3929–3932

[24] Low DA, Wingo JE, Keller DM, Davis SL, Cui J, Zhang R, Crandall CG (2009) Dynamic cerebral autoregulation during passive heat stress in humans. Am J Physiol Regul Integr Comp Physiol 296(5):R1598–R1605

[25] Maggio P, Salinet AS, Panerai RB, Robinson TG (2013) Does hypercapnia-induced impairment of cerebral autoregulation affect neurovascular coupling? A functional TCD study. J Appl Physiol 15(4):491–497

[26] Maggio P, Salinet AS, Robinson TG, Panerai RB (2014) Influence of CO_2 on neurovascular coupling: interaction with dynamic cerebral autoregulation and cerebrovascular reactivity. Physiol Rep (1985) 2(3):e00280

[27] Meng L, Gelb AW (2015) Regulation of cerebral autoregulation by carbon dioxide. Anesthesiology 122(1):196–205

[28] Mohrman DE, Heller LJ (2013) Cardiovascular physiology, 8th edn. McGraw-Hill

[29] Murkin JM (2007) Cerebral autoregulation: the role of CO_2 in metabolic homeostasis. Semin Cardiothorac Vasc Anesth 11(4):269–273

[30] Nishimura N, Iwasaki K, Ogawa Y, Shibata S (2007) Oxygen administration, cerebral blood flow velocity, and dynamic cerebral autoregulation. Aviat Space Environ Med 78(12):1121–1127

[31] Nishimura N, Iwasaki K, Ogawa Y, Aoki K (2010) Decreased steady-state cerebral blood flow velocity and altered dynamic cerebral autoregulation during 5-h sustained 15 % O_2 hypoxia. J Appl Physiol (1985) 108(5):1154–1161

[32] Nogueira RC, Bor-Seng-Shu E, Santos MR, Negrão CE, Teixeira MJ, Panerai RB (2013) Dynamic cerebral autoregulation changes during sub-maximal handgrip maneuver. PLoS ONE 8(8): e70821

[33] Ogawa Y, Iwasaki K, Aoki K, Shibata S, Kato J, Ogawa S (2007) Central hypervolemia with hemodilution impairs dynamic cerebral autoregulation. Anesth Analg 105(5):1389–1396, table of contents

[34] Ogawa Y, Iwasaki K, Aoki K, Gokan D, Hirose N, Kato J, Ogawa S (2010) The different effects of midazolam and propofol sedation on dynamic cerebral autoregulation. Anesth Analg 111 (5):1279–1284

[35] Ogawa Y, Aoki K, Kato J, Iwasaki K (2013) Differential effects of mild central hypovolemia with furosemide administration vs. lower body suction on dynamic cerebral autoregulation. J Appl Physiol (1985) 114(2):211–216

[36] Ogoh S, Nakahara H, Ainslie PN, Miyamoto T (2010a) The effect of oxygen on dynamic cerebral autoregulation: critical role of hypocapnia. J Appl Physiol (1985) 108(3):538–543

[37] Ogoh S, Sato K, Akimoto T, Oue A, Hirasawa A, Sadamoto T (2010b) Dynamic cerebral autoregulation during and after handgrip exercise in humans. J Appl Physiol (1985) 108 (6):1701–1705

[38] Panerai RB, Deverson ST, Mahony P, Hayes P, Evans DH (1999) Effects of CO_2 on dynamic cerebral autoregulation measurement. Physiol Meas 20(3):265–275

[39] Panerai RB, Moody M, Eames PJ, Potter JF (2005) Dynamic cerebral autoregulation during brain activation paradigms. Am J Physiol Heart Circ Physiol 289(3):H1202–H1208

[40] Papantchev V, Stoinova V, Aleksandrov A, Todorova-Papantcheva D, Hristov S, Petkov D, Nachev G, Ovtscharoff W (2013) The role of Willis circle variations during unilateral selective cerebral perfusion: a study of 500 circles. Eur J Cardiothorac Surg 44(4):743–753

[41] Perry BG, Lucas SJ, Thomas KN, Cochrane DJ, Mündel T (2014) The effect of hypercapnia on static cerebral autoregulation. Physiol Rep 2(6)

[42] Pries AR, Secomb TW, Gaehtgens P, Gross JF (1990) Blood flow in microvascular networks. Experiments and simulation. Circ Res 67(4):826–834

[43] Querido JS, Ainslie PN, Foster GE, Henderson WR, Halliwill JR, Ayas NT, Sheel AW (2013) Dynamic cerebral autoregulation during and following acute hypoxia: role of carbon dioxide. J Appl Physiol 1985 114(9):1183–1190

[44] Reivich M (1964) Arterial PCO_2 and cerebral hemodynamics. Am J Physiol 206:25–35

[45] Riggs HE, Rupp C (1963) Variation in form of circle of Willis. The relation of the variations to collateral circulation: anatomic analysis. Arch Neurol 8:8–14

[46] Rosengarten B, Huwendiek O, Kaps M (2001) Neurovascular coupling and cerebral autoregulation can be described in terms of a control system. Ultrasound Med Biol 27(2):189–193

[47] Subudhi AW, Panerai RB, Roach RC (2009) Acute hypoxia impairs dynamic cerebral autoregulation: results from two independent techniques. J Appl Physiol 1985 107(4):1165–1171

[48] Tan CO, Taylor JA (2014) Integrative physiological and computational approaches to understand autonomic control of cerebral autoregulation. Exp Physiol 99(1):3–15

[49] Terashvili M, Pratt PF, Gebremedhin D, Narayanan J, Harder DR (2006) Reactive oxygen species cerebral autoregulation in health and disease. Pediatr Clin North Am 53(5):1029–1037, xi

[50] Tzeng YC, Lucas SJ, Atkinson G, Willie CK, Ainslie PN (2010) Fundamental relationships between arterial baroreflex sensitivity and dynamic cerebral autoregulation in humans. J Appl Physiol (1985) 108(5):1162–1168

[51] White RP, Vallance P, Markus HS (2000) Effect of inhibition of nitric oxide synthase on dynamic cerebral autoregulation in humans. Clin Sci (Lond) 99(6):555–560

[52] Zhang R, Zuckerman JH, Iwasaki K, Wilson TE, Crandall CG, Levine BD (2002) Autonomic neural control of dynamic cerebral autoregulation in humans. Circulation 106(14):1814–1820

[53] Zhang R, Wilson TE, Witkowski S, Cui J, Crandall GG, Levine BD (2004) Inhibition of nitric oxide synthase does not alter dynamic cerebral autoregulation in humans. Am J Physiol Heart Circ Physiol 286(3):H863–H869

第 2 章　检测技术
Measurement Techniques

本章将介绍通过测量生理参数评估 CA 的方法。本领域的第一项工作可以追溯到 20 世纪 40 年代，随后的几十年里，在临床测量技术的准确性和可重复性方面均取得了重大进展，这衍生了来源非常丰富的数据。

一、脑血流测量方法的进展

精准量化脑血流量是评估 CA 的关键参数。具有里程碑意义的研究是 Kety 和 Schmidt（1948）提出并命名的氧化亚氮（Nitrous Oxide）法；该方法依赖于众所周知的 Fick 原理，即吸入氧化亚氮后，测量一段时间内脑动、静脉血中的氧化亚氮，两者之差与脑血流量成反比。与直接测量猴子脑血流量的方法进行比较，该方法非常有效，并估算正常年轻男性的脑血流量为（54±12）ml/(100g·min)。脑血流量通常以这些单位进行量化，正常情况下，定义为每分钟每 100g 脑组织通过 100ml 血流量。

随后发展起来的几乎所有成像方法都基于同样的原理来量化脑血流量。在用示踪剂观察血液流动的方法中，示踪剂可以是外源性的（将示踪剂注射到血液中），也可以是内源性的（血液中可被追踪的某种特性），前者需要引入示踪剂，但具有较高的信噪比；而后者是非侵入性的，信噪比通常较差。但 Kety 和 Schmidt 的方法也有两个缺点：一是需要重复采血，这常令受试者难以耐受；二是只能获得一次全脑的脑血流量值。

Ingvar 和 Lassen 在 1965 年对脑血流量的测量方法进行了回顾，并列出了一个令人感兴趣的各种可行方法的表格，其中一些方法多年来已被弃之不用（例如脑流变图，其中脑组织电阻抗的变化与脑血流有关）。而根据惰性指示剂是否具有扩散性，将可用的方法分成两组：不可扩散的（因此停留在血液中）或自由扩散的。不可扩散的指示剂包括如发射伽马射线的放射丸、染色或放射性标记的红细胞等。需要注意的是，Ingvar 和 Lassen（1965）提出，在脑血容量绝对值未知的情况下，很难测量脑血流量。但众所周知，脑血容量是随着脑血流量而改变的。

Ingvar 和 Lassen 在 1961 年就曾提出，用动脉内注射同位素的方法来测量脑血流量，以量化脑血流量区域值，如图 2-1A，即在动脉内注射同位素 ^{85}Kr（Krypton）或 ^{133}Xe（Xenon），并使用与 Kety 和 Schmidt 相同的清除模型。上述方法测得的灌注值与 Kety 和 Schmidt（1948）的测值比较，具有很好的一致性。他们还考虑使用吸入 ^{133}Xe 的方法，但同时承认这一技术的准确性存在困难。图 2-1B 是用相机留存的血流横断面照片。

上述研究发现，大脑的结构不同，对示踪剂清除的速度也不同，其快慢分别对应脑灰质和脑白质内的血液流动。随后，Torizuka 等（1971）的研究证实了这一点，即灰质和白质的半衰期不一样，半衰期快的是 1.5min，而半衰期慢的则是 7～10min。半衰期长，加之同位素的放射性性质，极大地限制了该技术的重复应用。

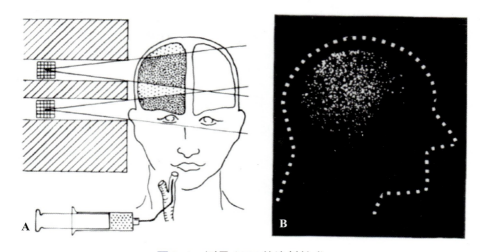

图 2-1 测量 CBF 的注射技术

A. 技术原理图；B. 结果的照片 [图片经 Ingvar 和 Lassen（1965）许可转载]

灌注测量的下一个阶段，是将灌注的单一视角成像（二维成像）转换为完整的断层三维成像，并引进了改良的外源性药物。20 世纪 70 年代，计算机断层扫描成像技术（computed tomography，CT）的出现，利用来自不同角度的多幅图像重建三维图像，生成了能够呈现连续大脑序列的三维氙气增强 CT（Xe-CT）灌注图。2005 年，Wintermark 等对所有的脑血流量测量方法进行了非常全面的综述，因此，下文介绍的方法基本引自该文，仅略作修改。

Xe-CT 应用的难点之一是伽马射线发射的能量低，使得其空间分辨率受限。新示踪剂的发展，引入了单光子发射计算机断层扫描（single photon emission computed tomography，SPECT），其应用基础是将伽马射线发射的放射性同位素注射到受试者的血液中，与 Xe-CT 一样，通过断层扫描重建多个脑序列，然后使用类似于 Kety-Schmidt 模型的响应模型，计算区域脑血流量（regional CBF，rCBF）。

与其类似的方法是正电子发射断层扫描（positron emission tomography，PET），可以用来测量部分大脑参数，包括区域脑血流量、区域脑血容量和区域摄氧分数。为了测量脑血流量，需注射示踪剂，如 $^{15}O_2$、$C^{15}O_2$ 或 $H_2^{15}O$ 等，对含示踪剂的动脉血样本，则可以用 Kety-Schmidt 模型计算脑血流量。这些示踪剂通常是生物物质，并被标记为发射正电子的放射性同位素，故而得名。而动态灌注 CT（perfusion CT，PCT）是基于静脉团注碘化对比剂，按照前述的方法，重建图像。

磁共振成像（magnetic resonance imaging，MRI）可以用外源性示踪剂进行侵入性检查，也可以用内源性示踪剂进行非侵入性检查，前者在外周静脉注射钆螯合物，通过反卷积算法，将指标稀释模型与其他参数联合，以评估脑血流量；而后者是通过动脉自旋标记（arterial spin labelling，ASL），改变流入大脑的水的磁化强度，然后跟踪扫描其下游平面，并利用模型，将产生的时间序列转换为脑灌注值进而测量脑血流量。

表 2-1 简要总结了各灌注测量方法的特点，并与经颅多普勒超声进行了比较（见下文）。不同的技术有不同的采样时间、精度、空间分辨率，以及相应的测量参数。通常情况下，根据应用细节的不同，选择相应的最佳技术。然而，值得注意的是，经颅多普勒超声出现之后，在 CA 研究中，基于影像的技术则很少被广泛应用了，具体内容将在下文阐述，同时对最近新兴的热门研究方法，也一并给予详细说明。

表 2-1 总结目前的 CBF 测量技术

技 术	氙 CT	SPECT	PET	PCT	MRI(DSC)	MRI(ASL)	TCD
对比剂	外源性扩散	外源性扩散	外源性扩散		非外源性扩散	外源性扩散	N/A
半衰期	稳定的氙气，^{133}Xe，4min	^{99m}Tc-HMPAO ^{99m}Tc-ECD ^{123}I-IMP 4min	^{15}O-2min ^{13}N-10min ^{11}C-20min ^{18}F-1.7h		Gadolinium chelate (DTPA) 螯合剂 70~90min	氢质子 1.35s (1.5T) 1.65s (3T)	N/A
测量参数	CBF	CBF	CBF、CBV、rOEF、CMRGl	CBF、CBV、渗透率	CBF、CBV、渗透率	CBF	CBFV
空间分辨率	4mm	4~6mm	4~6mm	1~2mm	2mm	2mm (1.5T) 1mm (3T)	N/A
脑扫描范围	层厚 6cm	全脑	全脑	层厚 4~5cm	全脑	全脑	1 测量/半球
重复性	12%	10%	5%	10%~15%	10%~15%	10%	5%
量化准确度	是	（是）	是	是	（否）	是	是
测量时间	20min	10min	10min		25min	2~3min	0min
侵入性	否	是	是	是	是	否	否
放射性	3.5~10mSv	3.5~12mSv	0.5~2mSv		无	无	无
缺点	暴露于高剂量的射线下；获取时间长，受试者不舒服	暴露于高剂量的射线；相对测量；低于 CBF 测量不准确	暴露于高剂量的放射线下价格昂贵		由于有创，测量数量受限；一些患者有不良反应	SNR 低；较 PET 准确性差；低和高的 CBF 不准确	无空间分辨率；不是所有受试者都有声窗

SPECT. 单光子发射计算机断层扫描；PET. 正电子发射断层扫描；PCT. 动态灌注 CT；MRI（DSC）. 磁共振成像（动态磁敏感对比增强）；MRI（ASL）. 磁共振成像（动脉自旋标记）；TCD. 经颅多普勒超声；CBF. 脑血流；CBV. 脑血容量；CBFV. 脑血流速度；rOEF. 区域摄氧分数；CMRGl. 脑糖代谢率；SNR. 信噪比；N/A. 不适用；mSv. 毫希（沃特）；辐射剂量的基本单位之一 [改编自 Wintermark 等（2005）和 Kazan（2009）]

二、经颅多普勒超声

近年来，经颅多普勒超声（transcranial Doppler ultrasound，TCD）几乎成为研究脑血流量的必备选项。原因很简单，其时间分辨率极高，可以量化动态自动调节；但必须指出，这是以牺牲空间分辨率为代价的。TCD 的普遍应用，使不同的研究间有一定程度的一致性，但也会受到受试者声窗穿透性不佳的限制。

1982 年，Aaslid 发明了 TCD，并首次测量了人体大脑中动脉的血流速度（Aaslid 等，1982）。尽管 TCD 直接测量的是血管内运动的红细胞的速度（图 2-2），但其通常被等同于脑血流速度。Panerai（1998）和 Numan 等（2014）回顾了 68 项关于 CA 的研究，发现 TCD 是测量脑血流最常用的方法，其中 Meta 分析的 49 项静态自动调节研究中的 41 项是基于 TCD 的测量。

然而，除了某些受试者可能存在声窗不佳导致探查血管存在

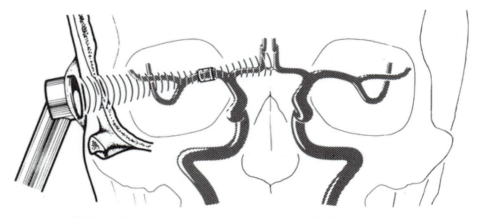

图 2-2　超声多普勒探头探查大脑中动脉的超声路径的示意图

经 Aaslid 等（1982）许可转载

困难之外，TCD 应用的最大难点是，测量的不是脑血流量，而是脑血流速度，这就意味着，从一种形式转换为另一种形式时，需要同时测量血管的动态横截面积。通常，将脑血流速度作为脑血流量直接标记物的前提，是假设血管直径的变化可以忽略不计，尽管相关的直接证据相对较少。也可能是因为颅内血管管径较小，测量血管直径相对较小的变化在技术层面上更具有挑战性。但关于血管直径恒定不变（以及将最大的血流速度作为平均血流速度标志物）的假设，已经被 Kontos 等（1989）学者所质疑。

1993 年，Giller 等开展了直接测量人脑动脉直径的第一个研究，发现在开颅手术中，动脉血压和潮气末 CO_2 的变化对大动脉血管直径的影响很小（术中发现动脉血压和潮气末 CO_2 分别变化 30mmHg 和 14mmHg 时，大动脉直径变化的平均值是 4%）。需要注意的是，除了颈动脉和大脑前动脉，其他血管的样本量都非常小。当 $PaCO_2$ 变化时，颈动脉和大脑前动脉的直径变化的敏感性分别是 0.3%/mmHg 和 0.78%/mmHg（相比之下，当 ABP 变化时，颈动脉和大脑前动脉的直径变化的敏感性分别是 0.28%/mmHg 和 0.46%/mmHg）。需要注意的是，作者测量的是外径，而不是相关性更好的内径，但是颈动脉的测值与 Willie 等（2012）的测值非常相似。

而 Poulin 等（1996）却认为，CO_2 对血管的横截面积几乎没有影响，尽管他们并没有提供直接证据来证实这一说法，仅是说明多普勒信号的总功率是保持相对恒定的（通常认为多普勒信号的功率等同于血管横截面积的测量）。值得注意的是，Numan 等（2014）对静态自动调节的研究发现，TCD 和其他评估方法测量的脑血流量并无显著差异。

然而，最近出现的高分辨率磁共振成像模式，可以直接测量在体的血管直径，可应对颅内大血管在一定范围内有限的生理变化。表 2-2 简要总结了上述研究的结果，但需要注意的是，这也代表了血管对微小变化的敏感性。

Willie 等（2012）在动脉血二氧化碳分压（$PaCO_2$）（15～65mmHg）和动脉血氧分压（PaO_2）（36～434mmHg）大幅度的变化范围内，用超声同步测量了左侧颈内动脉和右侧椎动脉的直径和血流速度，以及大脑中动脉和大脑后动脉的血流速度。当 $PaCO_2$ 变化时，颈内动脉直径的变化呈显著的非线性相关（从 15mmHg 对应的下降 6.6%，到 65mmHg 对应的上升 11.5%，回归斜率为 0.36%/mmHg），而椎动脉直径则未发生变化。当 PaO_2 变化时，颈内动脉和椎动脉的直径均未发现变化。脑血流量（颈内动脉，椎动脉）或脑血流速度（大脑中动脉，大脑后动脉）对 $PaCO_2$ 的变化反应很小，约为 4%/mmHg，但高碳酸血症要高于低碳酸血症；而对动脉血氧饱和度（SaO_2）的变化，脑血流量（颈内动脉）、脑血流速度（大脑中动脉和大脑后动脉）的变化约为下降 1.5%/%，椎动脉则下降 3%/%。正如作者所说，脑血管系统对 $PaCO_2$ 的变化"非常敏感"，而对 PaO_2 变化的敏感性略低。

Serrador 等（2000 年）也研究了大脑中动脉直径的变化，发现无论是 $PaCO_2$（在 24～45mmHg 范围内）或是动脉血压（在基线至基线下 40mmHg 范围内）发生改变时，大脑中动脉的直径均不变。后来，Verbree 等（2014）用 MRI 测量了潮气末 CO_2 浓度变化时，大脑中动脉的直径变化，发现两者的函数关系是非线

表 2-2 血管对血压和血气水平变化的敏感性

	ICA	MCA	PCA	ACA	VA
脑血流/血压	NS（L）				
D/血压（%/mmHg）	0.28 ± 0.17^G $-0.11*^L$	NS^S		0.46 ± 0.12^G	0.03 ± 0.01^G
脑血流速度/血压（%/%）	0.22 ± 0.05^L	0.24 ± 0.07^L			
脑血流/动脉血二氧化碳分压（%/mmHg）	4.0 ± 0.38^W				4.4 ± 2.1^W
D/动脉血二氧化碳分压（%/mmHg）	0.3 ± 0.09^G 0.36^W	NS^S		0.78 ± 0.18^G	0.2 ± 0.1^G NS^W
脑血流速度/动脉血二氧化碳分压（%/mmHg）		2.9 ± 0.47^W 3.8^V	3.0 ± 0.62^W		
脑血流/动脉血氧饱和度（%/%）	-1.71 ± 1.3^W				-3.3 ± 1.4^W
D/动脉血氧饱和度	NS^W				NS^W
脑血流速度/动脉血氧饱和度（%/%）		-1.39 ± 0.5^W	-1.19 ± 0.3^W		

ICA. 颈内动脉；MCA. 大脑中动脉；PCA. 大脑后动脉；ACA. 大脑前动脉；VA. 椎动脉；NS. 无统计学意义
*. %/%；G. Giller 等（1993a, b）；L. Liu 等（2013b）；S. Serrador 等（2000）；V. Verbree 等（2014）；W. Willie 等（2012）

性的，且作者将此结果与先前发表的研究结果进行了比较，发现两者的差异无统计学意义。他们引用了一项关于大脑中动脉直径的研究，该研究显示脑血流量增加 3.8%/mmHg（这与颈内动脉非常接近），大脑中动脉直径变化的敏感性为 0.4%/mmHg（同样也非常接近颈内动脉）。因此，似乎有强有力的证据表明，基线条件下（指非干预状态下，译者注）血管直径变化的敏感性并不为零。

Liu 等（2013b）的研究检测了动脉血压变化时颈内动脉直径的变化。研究显示动脉血压变化时，颈内动脉的直径减少 0.11 %/%，而脑血流速度与动脉血压呈线性相关，敏感性分别为 0.24%/%（MCA）和 0.22%/%（ICA）；然而，当根据颈内动脉直径重新计算脑血流量时，发现动脉血压在一定范围（下降 26% 至上升 31%）内变化时，脑血流量保持不变。

总的来说，实验结果基本一致。对血氧饱和度的敏感性似乎是最一致的：血氧饱和度每下降 1% 时，不论是脑血流量还是脑血流速度均持续上升约 1.5%%，但血管直径保持不变；而椎动脉的敏感性则高出前循环大约两倍，提示颈部的供血血管比大脑的供血血管更加敏感。

不同血管对 $PaCO_2$ 变化的反应也不一致。关于颈内动脉直径敏感性的两个研究一致性非常高，但其他血管直径的敏感性都不确定，或高或低；然而，脑血流速度敏感性在 3%/mmHg 左右时一致性非常好，椎动脉的敏感性略高，为 4.4%/mmHg。有趣的是，脑血流速度似乎比脑血流量更加稳定，尽管这只是基于目前数据得出的初步结论。

也许令人惊讶的是，由于动脉血压的分散性和矛盾性，其对血管直径敏感性结果的解读竟然是最难的。从现有的数据中，几乎无法得出定论，这显然是一个有待进一步研究的领域。

一些研究也探查了血管直径对药物刺激的反应。Ogoh 等（2011）的研究分别测量了基线条件下颈内动脉直径、颈内动脉和大脑中动脉的血流速度，以及对去氧肾上腺素（血管收缩药，译者注）的反应，发现大脑中动脉的血流速度增加了，但是，颈内动脉的直径和血流速度（以及相应的血流量）并没有改变。Stewart 等（2013）也注意到去氧肾上腺素能够增加大脑中动脉的直径，他们也评估了大脑中动脉直径的变化，但因为这是一种间接的测量方法，应该被谨慎地解读。作者也认为，如果仅使用 TCD，应该将药物诱发与其他刺激方法结合起来量化 CA。综上，单个血管对药物刺激的反应，仍然相对缺乏研究，如果要根据药物刺激可靠地评估 CA，则需要了解更多细节。

最后，也有一些研究是关于超声信号质量较差或干扰对 CA 的影响。Lorenz 等（2007）的研究已经证明，超声信号较差或干扰多，会降低相位差，使 CA 的评估出现偏差，但对平均血流指数（mean flow index，Mx）的影响尚未发现有显著差异。Lorenz 等（2008）发现，在测量过程中持续注入超声对比剂，有助于避免潜在的偏差，提高可重复性。骨窗穿透不良也会对 TCD 信号产生干扰，从而使 CA 的参数产生偏差，使用对比剂则会消除这种偏倚（Lorenz 等，2009）。

综上所述，TCD 因其非常高的时间分辨率而被广泛应用，虽然近期的研究开始日益关注应用中最重要的限制因素——血管直径，但至今尚无研究探究血管直径的动态变化。随着这一限制因素能被更好的量化，将使 TCD 在未来具有更高的准确性和可重复性。Wolf（2015）在最近的一篇综述中报道，TCD 已经成功地被应用于神经血管耦联的研究。

三、近红外光谱

近年来，采用近红外光谱（near infra-red spectroscopy，NIRS）研究 CA 的方法越来越受到关注。其技术难点在于所记录的原始信号的复杂性，因为这些信号通常与脑血流量是间接关联的，详见后文。然而，操作的简易性和相对低廉的费用、高时间分辨率和高空间分辨率的潜力，以及数据的多模态性质，都意味着近红外光谱可能是一个非常具有吸引力的潜在的测量模式。在介绍近红外光谱的研究成果之前，先简要介绍近红外光谱的理论及能够解释的不同的测量结果。

近红外光谱基于修正形式的比尔 - 朗伯（Beer-Lambert）定律（Delpy 和 Cope，1997），与光的衰减有关，A 为进入物质（公式 2-1）。

$$A = ln\left[\frac{I_0}{I}\right] = \alpha cdB + G \qquad （公式 2-1）$$

方程式中，I 代表光的强度（I_0 为入射光强度，I 为透射光强度），α 为吸收剂的比消光系数，c 为吸收剂的浓度，d 为测量点之间的距离。无量纲微分路径长度因子 B 表示由于散射增加的路径长度，G 代表组织吸收。

　　由于吸收程度是未知的，仅通过衰减的变化来检测任何特定的生色团浓度的变化（生色团指分子中含有的、能对光辐射产生吸收、具有跃迁的不饱和基团及其相关的化学键。译者注）。为了能用绝对单位表示相关变化，需要知道方程式（2-1）中所有其他参数，基于理论模型或者虚拟研究去测量或估算路径长度。可以通过实验，预估感兴趣的生色团的消光系数。微分路径长度则更为复杂，取决于被研究组织的散射和吸收系数。Duncan 等（1995）的研究显示，由于年龄会影响结果，使用经验推导的关系在评估上述参数时，需结合年龄综合分析。

　　利用 700～1000nm 波长范围内光吸收的差异性，来测量氧合血红蛋白（oxyhaemoglobin，HbO_2）和脱氧血红蛋白（deoxyhaemoglobin，HBb）的浓度。需要注意的是，氧合血红蛋白是血红蛋白与氧气的结合，而脱氧血红蛋白仅是血红蛋白。生色团的浓度变化，是利用线性联立方程的最小二乘解，通过测量这些波长的衰减计算出来的。尽管 1977 年 Jöbsis 就首次在生物体内使用了近红外光，但直到一段时间之后，才开始了在人体的第一个研究。

　　近红外线光谱探头由一个激光二极管和一个传感器组成，前者可以将近红外光谱中的光传送到大脑中，后者用于测量衰减非常明显的返回光。激光二极管和传感器被安装在同一个探头内，通常相隔几厘米。一般情况下，将探头置于人的前额，远离中线的鼻窦。因而它可以探测到各种类型的组织，包括皮肤、皮下脂肪、颅骨、脑脊液和脑组织，以及组织中所有不同类型的血管。

所以，在解读信号时，必须要考虑到该信号是一个来自于上述各种成分信号的混合物，且其强烈依赖于二极管和传感器之间的空间距离，随着穿透深度的增加，间距越大，进入大脑的光量子就越多。因此，这个间距是从大脑获取尽可能多的信号（需要大间距）和需要足够的信噪比（需要小间距）之间达成平衡的结果。

Edwards 等（1988 年）首次使用近红外线光谱测量脑血流量，基本上是使用 HbO_2 作为示踪剂，并结合了 Kety-Schmidt 模型。为了诱导氧合血红蛋白的改变，人为干预动脉饱和度（例如通过吸入 100% 氧气），而饱和度的增加将导致氧合血红蛋白的增加，通过提出一些假设，可以推导出绝对灌注的表达式，因此，仅需增加一个额外的参数（动脉饱和度），就可以无创测量脑血流量了。当然，这个方法和其他指示剂的方法非常相似，不过由于未摄入放射性物质，所以可以定期重复使用；但其时间分辨率明显较 TCD 差，而且还需要给予刺激。Wyatt 等（1990）以类似的方法测量了脑血容量。Wagner 等（2011 年）则建议使用去氧肾上腺素测量 CA。

近红外线光谱在多大程度上测量的是颅内信号，而非颅外信号，仍然是一个重要的问题。例如，Germon 等（1994）的研究显示，颅内、外血液流动的类型不同，信号表现也不相同。这种差异可能会导致近红外线光谱评估 CA 的结果产生偏差，除非能够去除颅外成分，具体见 Kirkpatrick 等（1998）的研究。空间分辨光谱学（spatially resolved spectroscopy，SRS）有望通过使用多个与目标源不同距离的接收器探头来克服这个问题。因为测量距离越近，接收来自于颅外信号的比例就越大，当进一步加大深度，则接收来自颅内的信号比例变大，这两类信号可以通过模型来区分。

还需要评估另外两个参数：组织氧合指数（tissue Oxygenation Index，TOI），这是测量脑组织氧合的指标，定义为公式 2-2。

$$TOI = \frac{O_2Hb}{O_2Hb + HHb}$$ （公式 2-2）

及组织血红蛋白指数（tissue haemoglobin Index，THI），定义为公式 2-3。

$$THI = k\,(O_2Hb + HHb)$$ （公式 2-3）

k 是一个未知的系数。如果假设血细胞比容是恒定的，后者可以作为脑血容量的间接标志物。有研究证明，TOI 信号代表了真正的脑组织氧合，具有高灵敏性和特异性（Al-Rawi 等，2001）。

Payne 等（2011）研究了血氧饱和度的影响。也有学者提出了许多去除近红外光谱中影响信号的方法，例如 Caicedo 等（2013b）用子空间投影，de Smet 等（2010b）用部分相关性等方法，de Smet 等（2010a）进一步提出，建议将后一种方法作为评估 CA 受损的一种新方法。

近红外光谱的核心优势之一是有助于量化 CA 的空间变化，例如 Kainerstorfer 等（2015）的研究是在前额叶皮质中使用了近红外线光谱，与其他研究一样，该研究在量化 CA 之前，不得不使用一个模型将这些信号转换成脑血流量，并且需要进行研究来验证这些转换。然而，由于近红外光谱对微血管系统非常敏感，这意味着测量局部 CA 是可行的，尽管是间接参数，但并不影响其成为一个潜力巨大、可以深入探索的方法。

四、磁共振成像

虽然已经简要介绍了 MRI 的细节，但最近人们对尝试使用 MRI 评估 CA 有着浓厚的兴趣，故在此进行详细的阐述。它的优势是能够直接测量脑灌注且空间分辨率高。最近关于血管编码的 ASL（动脉自旋标记 MR 灌注成像）的研究发现，可以通过供血血管对单个像素的血流进行标记（Okell 等，2013）。目前，ASL 已被广泛应用于临床脑血管疾病中，因此，也有可能被用于评估患者的 CA。然而，应该注意的是，迄今为止，还没有任何设备能够在 MRI 扫描设备内准确地记录连续血压，这是利用 MRI 评估 CA 时最大的难题。de Jong 等（2015）在用 Care Taker TM 设备进行 CA 研究中，发现这并不是 MR 扫描设备内测量动脉血压的有效方法。

Wagner 等（2012）测量了脑血流量和 T_2' 值，发现与年轻人相比，老年人的皮质脑血流量和 T_2' 值是显著下降的。高氧刺激可诱发年轻人的脑血流量减少，但对老年人无影响，提示存在"一个与年龄相匹配的 CA"；然而，基于这种方式很难得出一个纯粹的关于 CA 的结论。

Horsfield 等（2013）测量了 11 名健康受试者在 1Hz 频率下对大腿袖带放气的动态响应，发现脑内灰、白质之间存在显著的区域差异，白质的恢复速度比灰质快，大脑皮质的恢复速度比小脑快，但皮质的不同区域之间无差异。尽管为了实现高的时间分辨率，使用了相对较差的空间分辨率，但与其相似的研究也提示，CA 的空间异质性确实可以被量化。

MRI 也被用于测量健康志愿者脑血管的动脉顺应性（Warnert 等，2015）。不同血管的动脉顺应性差异很大，最大的是双侧大脑后动脉（1.1%），右侧和左侧大脑中动脉顺应性较小（0.56% 和 0.50%），最小的是大脑前动脉（0.40%）。最后，MRI 也被广泛用于测量血管的舒缩反应性，因为在扫描设备内更容易再现该试验，具体见 de Boorder 等（2004）的研究。

五、动脉血压

评估 CA 必须测量的第二个参数是动脉血压（arterial blood pressure，ABP）。其测量方法大致可分为两类：侵入性和非侵入性的方法。侵入性的方法是在动脉内插入导管，将套管针置于动脉中并连接压力传感器。这种技术通常被认为是"金标准"，但只能在特定条件下使用。因此，非侵入性的检查方法应用更为广泛，尽管其有效性和由此产生的准确性尚待商榷。

测量动脉血压最常用的方法是使用血压计，即向上臂的袖带内充气。袖带充气至远高于收缩压的压力，以阻断手臂中的血液流动，然后袖带缓慢放气使压力下降，断续恢复的血流出现的 Korotkoff 音，代表了收缩压，而声音消失时的压力值等同于舒张压。这种听诊的方法可以被示波法所取代，也遵循同样的充气－放气过程，但需要测量袖带压力，并记录波动。波动的最大点对应的是平均动脉压，而收缩压和舒张压分别位于该最大波动范围的特定部位。这两种方法在不同的设备上都得到了不同程度的验证，但在 CA 研究中却很少应用，因为目前的研究几乎都是基于连续测量法测量血压。

目前应用最广泛的无创连续血压设备是 Finapres，至今已有 30 余年的历史了，这是基于血管的"卸载"技术，即对外周动脉（最常用的部位是手指）施加压力，通过将施加的压力与动脉血压相匹配，来维持动脉血容量的恒定。因匹配的结果是动脉壁的"卸载"，因而得名。得到的 ABP 趋势线是一个具有高时间分辨率的连续测量的曲线；然而，其测量部位远离大脑，这意味着必须假设这两个部位的外周动脉压是相同的。

有研究评估了不同的动脉血压测量方法对 CA 的影响。Sammons 等（2007）发现，基于非侵入性的 Finapres 或者侵入性的主动脉血压测量法，得出的自动调节指数（autoregulation indices，ARI）一致性良好，尽管存在一些偏差，例如基于 Finapres 的 ARI 值高于侵入性法。随后，Petersen 等（2014）比较了侵入性和非侵入性技术（如 Finapres）测量的 CA 参数（相位差、增益、一致性和相关系数），发现两种测量技术的结果类似，尽管相关系数均值和相位差的差异性均很小，但测量前均应该先行校正。上述两项研究表明，当 CA 范围大时，偏差相对较小，提示无创血压测量技术可以作为评估 CA 的可靠方法，同时也具有明显的技术和临床优势。

此外，有学者建议将心率和脑血流速度之间的相位差，作为显示大脑半球之间差异的替代方法（Sommerlade 等，2012），因为该相位差与 ABP-CBFV 之间的相位差显著相关。这为使用单一测量设备评估 CA 提供了可能性，目前该方法仅在颈动脉闭塞患者中进行了测试，其有效性还需要进一步验证。

六、脑血流自动调节试验

关于 CA 的研究分为两类：依赖于动脉血压和脑血流量（脑血流速度）的自然波动，按照时间序列变化来评估两者之间关系的方法，以及通过诱发动脉血压的变化，来评估脑血流量（脑血流速度）反应的方法。前一种方法对受试者来说更舒适，但耗时较长才能获得 CA 的准确数据；而后一种方法耗时较少（而且大多数简单易行），但并非所有受试者都能耐受，尤其是有严重疾病患者。最常见的方法如下，改编自 Panerai 等（2001）。

1. 大腿袖带（thigh cuff）试验：将血压袖带束于受试者的大腿，充气，随后放气。

2. 下肢负压（lower body negative pressure）试验：将受试者的下半身置于减压箱（负压筒）中，通常通过连接真空吸尘器来降低箱子中的压力，其优点是能够根据受试者的生理极限来调低动脉血压。

3. 头高 / 低位倾斜（head-up/down-tilting）试验：受试者平卧于床上，然后向上 / 下倾斜。

4. 冷压（cold pressor）试验：受试者单手置入一碗冷水中，持续 1min，然后移开。

5. 等距握拳法（isometric hand grip）试验：受试者单手握物，一会儿松开。

6. 瓦氏动作（Valsalva manoeuvre）：受试者向注射器吹气以维持胸腔内压力，然后释放压力。

7. 坐 - 立位（sit-stand）试验：受试者从坐位转立位。

8. 蹲 – 立位（squat–stand）试验：受试者从蹲位转立位。

9. 快速充血反应（transient hyperaemia）试验：短暂阻断受试者的颈动脉。

大腿袖带试验是十分常用的方法，Mahony 等（2000）的研究显示，在一组正常受试者中，ARI 值的分布与正常值未见显著差异，同时还发现，重复试验不会带来适应性的改变；他们推荐进行三次迭代，以准确评估单个受试者的 ARI。Lorenz 等（2006）研究了袖带压力的选择，尽管试验结果无系统性偏差，但他们认为"最可靠的方案对患者来说也是最不方便的方案"。Rosengarten 和 Kaps 等（2002）发现，在大腿袖带试验中，大脑后动脉血流速度的恢复速度比大脑中动脉快 1s。

下肢负压试验也得到了非常广泛的应用。例如，Brown 等（2003）研究显示，在直立位应力大的情况下，CA 仍能维持不变。Birch 等（2002）表明，符合正弦曲线的下肢负压试验，测量的是 1/12Hz 的相位差，在接近真空状态下其重复性会更好，尽管该方法对患者来说非常难以忍受。

头高位的直立倾斜试验应用也很广泛，并可以与大腿袖带试验相结合，Lefthériotis 等（1998）的研究显示，健康志愿者使用大腿袖带试验在头高位倾斜 40° 状态下与仰卧位进行了比较，发现前者动脉血压下降更多；然而，恢复率（rate of regulation，RoR）在这两种情况下均无明显变化，提示 CA 未受影响。

重复进行坐 – 立位试验，由于增加了血压和血流的功率谱密度，从而提高了一致性（Van Beek 等，2010）。Sorond 等（2009）的研究显示，与大腿袖带试验技术比较，坐 – 立位试验的耐受性更强，对于同一受试者，不同试验间的 ARI 变异性更小；但在受试者之间，坐 – 立位试验者的 ARI 要比大腿袖带试验变异性更大。

蹲 – 立位试验也被证明可以改善传递函数分析的评估，可以使一致性更高，而相位差的变异性更低（Claassen 等，2009）。

快速充血反应试验已被证明与神经外科疾病患者的临床状态密切相关（Giller，1991）。Mahajan 等（1998）发现，在健康志愿者中，当重复检测不同 CO_2 水平下自动调节的变化时，快速充血反应试验是高度可靠的。Cavill 等（1998）的研究表明，颈动脉被阻断的长度和脑血流速度下降的幅度等因素可以显著影响快速充血反应，尽管尚未量化其对 CA 评估的影响。Smielewski 等（1996）比较了在不同 CO_2 水平下进行快速充血反应和大腿袖带试验的结果，发现这些反应均与 CO_2 显著相关，并且大腿袖带试验的结果与 ARI 之间呈线性相关，而且大腿袖带试验的结果比单独试验时的 ARI 重复性更好。

Elting 等（2014）提议将抬高下肢被动循环作为一种测试方法，通过观察动脉血压的波动是否会增加，从而判断 CA 是否具有更好的重复性和更小的变异性。研究发现，尽管在静息状态下，相位和增益的重复性和平均动脉血压的变异性之间存在相关性，但是，该方法只是增加了增益的可重复性；研究还发现，在抬高下肢期间，呼气末 CO_2 的变异性增加了，这降低了其效用。这是此类以及与此类似的检查方法中一个共性的难点，需要被仔细考虑和分析。

有一些研究调查了正弦曲线试验，包括频率范围在 $0.07\sim0.25Hz$ 的直立倾斜试验（Gisolf 等，2002），以及频率范围为 0.1Hz 和 0.2Hz 的下肢负压试验（Brown 等，2004）。前一项研究证实了 CA 的高通滤波模型，后一项研究发现，与恒定应力相比，振荡应力下的 CA 受损，尤其在较高频时更加明显。

Panerai 等（2001）对不同检查方法所得出的结果进行了 Meta 分析，作者将静息状态下的大腿袖带试验、下肢负压试验、冷压试验、握拳试验和瓦氏动作进行了比较，发现尽管脉冲和阶跃响应的振幅会受到动作类型的显著影响，但 ARI 值与操作类型无关。他们还发现，在不同的检查方法中，没有证据表明，不同水平的交感神经活动能够反映在自动调节反应中。

有学者认为，基于血压自发波动方法的准确性和重复性要低于给予生理刺激的方法（Aaslid，2006）。此外，Liu 等（2005）分析了动脉血压自发变异性相对较高的数据，发现其自动调节参数的变异性均较低。这导致了在大腿袖带压力试验中增加了伪随机干扰（pseudo random perturbation），以增加动脉血压和脑血流速度在时间序列的变异性（Katsogridakis 等，2012）。随后，Katsogridakis 等（2013 年）还发现，通过模拟高碳酸血症，增加了检测 CA 受损的敏感性和特异性，同时也不影响阶跃响应。这种技术的优点是，尽管其设置相对复杂，但耐受性良好，且不会产生明显的交感神经反应。

Tzeng 等（2012）研究了自发波动法、大腿袖带放气试验以及蹲 – 立位试验中各个指标之间的关系。研究发现"指标之间通常是不相关的，或者只显示出弱到中等程度的相关性"：虽然有些指标被发现是相关的，但这类指标非常少，这提示不能简单地用某个单一的参数来描述整个系统的特征。

有趣的是，也有研究发现，由异位心搏引起的对动脉血压的脉冲样干扰就足以量化 CA 的反应，得出的结果与其他评估 CA 的方法一致（Eameseta，2005）。作者还表明，在量化 CA 之前，无须移除异位心搏，即使异位心搏高达 8 次 / 分。最后，值得注意的是，左、右利手志愿者的不同大脑半球对下肢负压试验的反应存在差异（Müller 等，1992）。

综上所述，可以看出，本质上，刺激越大或变量越多，CA 的评估就越可靠。就目前而言，检测方法没有金标准，但也没有证据表明，不同检查方法得出的结论存在显著差异；然而，还需要进行更详细的比较，才能得出定论：要么与选择的检测方法完全无关（前提是检测操作无误，并在必要的时间长度内），要么正相反，存在一个最佳检测方法。

七、总结

在过去几十年中，无论是动脉血压还是脑血流量的测量都取得了实质性的进展。然而，尽管准确测量血压对临床非常重要，到目前为止，非侵入性检查仍没有"金标准"，现有的各种类型的血压设备采用的技术和算法也不尽相同，况且对每一类设备的误差也往往知之甚少。而侵入性的动脉血压检查可能仅严格适用于一小部分患者，且无法作为常规检查项目，因此，仍需要改进动脉血压的测量方法，以确定一种兼具准确性和可靠性的评估方法。

超声测量脑血流尽管具有良好的时间分辨率和准确性，但评估 CA 也存在局限性，其一，能监测的血管数量有限，只能监测单支血管，或最多每侧大脑半球各一支；其二，受血管横截面积假设恒定的限制；其三，不能提供空间信息。因此，对于内部具有高度异质性的大脑来说，其临床价值有限，也是目前超声在调节应用中的主要局限性。尽管 MRI 为 CA 的评估带来了一线希望，但受限于时间分辨率差，且在 MRI 扫描仪内很难持续检测动脉血压。在此背景下，对脑血流测量技术的改进仍需继续。

（韩　珂　译　钟经馨　校）

参考文献

[1] AaslidR (2006)Cerebral autoregulation and vasomotor reactivity. FrontNeurol Neurosci 21:216–228

[2] Aaslid R, Markwalder TM, Nornes H (1982) Noninvasive transcranial Doppler ultrasound recording of flow velocity in basal cerebral arteries. J Neurosurg 57(6):769–774

[3] Al-Rawi PG, Smielewski P, Kirkpatrick PJ (2001) Evaluation of a near-infrared spectrometer (NIRO 300) for the detection of intracranial oxygenation changes in the adult head. Stroke 32(11):2492–2500

[4] Birch AA, Neil-Dwyer G, Murrills AJ (2002) The repeatability of cerebral autoregulation assessment using sinusoidal lower body negative pressure. Physiol Meas 23(1):73–83

[5] Brown CM, Dütsch M, Hecht MJ, Neundörfer B, Hilz MJ (2003) Assessment of cerebrovascular and cardiovascular responses to lower body negative pressure as a test of cerebral autoregulation. J Neurol Sci 208(1–2):71–78

[6] Brown CM, Dütsch M, Ohring S, Neundörfer B, Hilz MJ (2004) Cerebral autoregulation is compromised during simulated fluctuations in gravitational stress. Eur J Appl Physiol 91(2–3):279–286

[7] Caicedo A, Naulaers G, Van Huffel S (2013) Preprocessing by means of subspace projections for continuous Cerebral Autoregulation assessment using NIRS. Conf Proc IEEE Eng Med Biol Soc 2013:2032–2035

[8] Cavill G, Simpson EJ, Mahajan RP (1998) Factors affecting assessment of cerebral autoregulation using the transient hyperaemic response test. Br J Anaesth 81(3):317–321

[9] Claassen JA, Levine BD, Zhang R (2009) Dynamic cerebral autoregulation during

repeated squat-stand maneuvers. J Appl Physiol (1985) 106(1):153–160

[10] de Boorder MJ, Hendrikse J, van der Grond J (2004) Phase-contrast magnetic resonance imaging measurements of cerebral autoregulation with a breath-hold challenge: a feasibility study. Stroke 35(6):1350–1354

[11] de Jong DLK, van Spijker GJ, Hoedemaekers AWE, Meulenbroek OV, Claassen JAHR (2015) Measuring blood pressure oscillations in the MRI. In: Proceedings of the 5th international meeting of the cerebral autoregulation research network. Southampton, UK

[12] de Smet D, Vanderhaegen J, Naulaers G, Van Huffel S (2010a) Optimization of the coherence measurement computed by means of the Welch averaged periodogram method for assessment of impaired cerebral autoregulation. Adv Exp Med Biol 662:163–168

[13] de Smet D, Jacobs J, Ameye L, Vanderhaegen J, Naulaers G, Lemmers P, van Bel F, Wolf M, Van Huffel S (2010b) The partial coherence method for assessment of impaired cerebral autoregulation using near-infrared spectroscopy: potential and limitations. Adv Exp Med Biol 662:219–224

[14] Delpy DT, Cope M (1997) Quantification in tissue near-infrared spectroscopy. Phil Trans R Soc Lond B 352:649–659

[15] Duncan A, Meek JH, Clemence M, Elwell CE, Tyszczuk L, Cope M, Delpy D (1995) Optical pathlength measurements on adult head, calf and forearm and the head of the newborn infant using phase resolved optical spectroscopy. Phys Med Biol 40:295–304

[16] Eames PJ, Potter JF, Panerai RB (2005) Assessment of cerebral autoregulation from ectopic heartbeats. Clin Sci (Lond) 109(1):109–115

[17] Edwards AD, Wyatt JS, Richardson C, Delpy DT, Cope M, Reynolds EO (1988) Cotside measurement of cerebral blood flow in ill newborn infants by near infrared spectroscopy. Lancet 2(8614):770–771

[18] Elting JW, Aries MJ, van der Hoeven JH, Vroomen PC, Maurits NM (2014) Reproducibility and variability of dynamic cerebral autoregulation during passive cyclic leg raising. Med Eng Phys 36(5):585–591

[19] Germon TJ, Kane NM, Manara AR, Nelson RJ (1994) Near-infrared spectroscopy in adults: effects of extracranial ischaemia and intracranial hypoxia on estimation of cerebral oxygenation. Br J Anaesth 73(4):503–506

[20] Giller CA (1991) A bedside test for cerebral autoregulation using transcranial Doppler ultrasound. Acta Neurochir (Wien) 108(1–2):7–14

[21] Giller CA, Bowman G, Dyer H, Mootz L, Krippner W (1993) Cerebral arterial diameters during changes in blood pressure and carbon dioxide during craniotomy. Neurosurgery 32(5): 737–741; discussion 741–742

[22] Gisolf J, Stok WJ, Oei SI, Immink RV, vanLieshout JJ, Karemaker JM (2002) Dynamic cerebral autoregulation under sinusoidal gravitational loading. J Gravit Physiol. 9(1):P85–P86

[23] Horsfield MA, Jara JL, Saeed NP, Panerai RB, Robinson TG (2013) Regional differences in dynamic cerebral autoregulation in the healthy brain assessed by magnetic resonance imaging. PLoS ONE 8(4):e62588

[24] Ingvar DH, Lassen NA (1965) Methods for cerebral blood flow measurements in man. Br J Anaesth 37:216–224

[25] Jöbsis FF (1977) Noninvasive, infrared monitoring of cerebral and myocardial oxygen sufficiency and circulatory parameters. Science 198(4323):1264–1267

[26] Kainerstorfer JM, Sassaroli A, Tgavalekos KT, Fantini S (2015) Cerebral autoregulation in the microvasculature measured with near-infrared spectroscopy. J Cereb Blood Flow Metab 35(6):959–966

[27] Katsogridakis E, Bush G, Fan L, Birch AA, Simpson DM, Allen R, Potter JF, Panerai RB (2012) Random perturbations of arterial blood pressure for the assessment of dynamic cerebral autoregulation. Physiol Meas 33(2):103–116

[28] Katsogridakis E, Bush G, Fan L, Birch AA, Simpson DM, Allen R, Potter JF, Panerai RB (2013) Detection of impaired cerebral autoregulation improves by increasing arterial blood pressure variability. J Cereb Blood Flow Metab 33(4):519–523

[29] Kazan SM (2009) DPhil thesis. University of Oxford

[30] Kety SS, Schmidt CF (1948) The nitrous oxide method for the quantitative determination of cerebral blood flow in man: theory, procedure and normal values. J Clin Invest. 27(4):476–483

[31] Kirkpatrick PJ, Smielewski P, Al-Rawi P, Czosnyka M (1998) Resolving extra- and intracranial signal changes during adult near infrared spectroscopy. Neurol Res 20(Suppl 1):S19–S22

[32] Kontos HA (1989) Validity of cerebral arterial blood flow calculations from velocity measurements. Stroke 20(1):1–3

[33] Lassen NA, Ingvar DH (1961) The blood flow of the cerebral cortex determined by radioactive krypton. Experientia 15(17):42–43

[34] Lefthériotis G, Preckel MP, Fizanne L, Victor J, Dupuis JM, Saumet JL (1998) Effect of head-upright tilt on the dynamic of cerebral autoregulation. Clin Physiol 18(1):41–47

[35] Liu J, Simpson DM, Allen R (2005) High spontaneous fluctuation in arterial blood pressure improves the assessment of cerebral autoregulation. Physiol Meas 26(5):725–741

[36] Liu J, Zhu YS, Hill C, Armstrong K, Tarumi T, Hodics T, Hynan LS, Zhang R (2013) Cerebral autoregulation of blood velocity and volumetric flow during steady-state changes in arterial pressure. Hypertension 62(5):973–979

[37] Lorenz M, Sterzer P, Sitzer M (2006) [Evaluation of different protocols for the leg cuff technique for measurement of dynamic cerebral autoregulation]. Ultraschall Med 27(4):368–373. German

[38] Lorenz MW, Gonzalez M, Lienerth C, Loesel N, Thoelen N, Sitzer M (2007) Influence of temporal insonation window quality on the assessment of cerebral autoregulation with transcranial Doppler sonography. Ultrasound Med Biol 33(10):1540–1545

[39] Lorenz MW, Thoelen N, Loesel N, Lienerth C, Gonzalez M, Humpich M, Roelz W, Dvorak F, Sitzer M (2008) Assessment of cerebral autoregulation with transcranial Doppler sonography in poor bone windows using constant infusion of an ultrasound

contrast agent. Ultrasound Med Biol 34(3):345–353

[40] Lorenz MW, Loesel N, Thoelen N, Gonzalez M, Lienerth C, Dvorak F, Rölz W, Humpich M, Sitzer M (2009) Effects of poor bone window on the assessment of cerebral autoregulation with transcranial Doppler sonography—a source of systematic bias and strategies to avoid it. J Neurol Sci 283(1–2):49–56

[41] Mahajan RP, Cavill G, Simpson EJ (1998) Reliability of the transient hyperemic response test in detecting changes in cerebral autoregulation induced by the graded variations in end-tidal carbon dioxide. Anesth Analg 87(4):843–849

[42] Mahony PJ, Panerai RB, Deverson ST, Hayes PD, Evans DH (2000) Assessment of the thigh cuff technique for measurement of dynamic cerebral autoregulation. Stroke 31(2):476–480

[43] Müller HR, Casty M, Loeb J, Haefele M, Boccalini P (1992) [Assessment of cerebral autoregulation using transcranial Doppler sonography under lower body negative pressure]. Schweiz Rundsch Med Prax 81(51):1548–1554. German

[44] Numan T, Bain AR, Hoiland RL, Smirl JD, Lewis NC, Ainslie PN (2014) Static autoregulation in humans: a review and reanalysis. Med Eng Phys 36(11):1487–1495

[45] Ogoh S, Sato K, Fisher JP, Seifert T, Overgaard M, Secher NH (2011) The effect of phenylephrine on arterial and venous cerebral blood flow in healthy subjects. Clin Physiol Funct Imag 31(6):445–451

[46] Okell TW, Chappell MA, Kelly ME, Jezzard P (2013) Cerebral blood flow quantification using vessel-encoded arterial spin labeling. J Cereb Blood Flow Metab 33(11):1716–1724

[47] Panerai RB (1998) Assessment of cerebral pressure-autoregulation in humans—a review of measurement methods. Physiol Meas 19:305–338

[48] Panerai RB, Dawson SL, Eames PJ, Potter JF (2001) Cerebral blood flow velocity response to induced and spontaneous sudden changes in arterial blood pressure. Am J Physiol Heart Circ Physiol 280(5):H2162–H2174

[49] Payne SJ, Mohammad J, Tisdall MM, Tachtsidis I (2011) Effects of arterial blood gas levels on cerebral blood flow and oxygen transport. Biomed Opt Express. 2(4):966–979

[50] Petersen NH, Ortega-Gutierrez S, Reccius A, Masurkar A, Huang A, Marshall RS (2014) Comparison of non-invasive and invasive arterial blood pressure measurement for assessment of dynamic cerebral autoregulation. Neurocrit Care 20(1):60–68

[51] Poulin MJ, Liang PJ, Robbins PA (1996) Dynamics of the cerebral blood flow response to step changes in end-tidal PCO_2 and PO_2 in humans. J Appl Physiol (1985) 81(3):1084–1095

[52] Rosengarten B, Kaps M (2002) Cerebral autoregulation in middle cerebral artery territory precedes that of posterior cerebral artery in human cortex. Cerebrovasc Dis 13(1):21–25

[53] Sammons EL, Samani NJ, Smith SM, Rathbone WE, Bentley S, Potter JF, Panerai RB (2007) Influence of noninvasive peripheral arterial blood pressure measurements on assessment of dynamic cerebral autoregulation. J Appl Physiol (1985) 103(1):369–375

[54] Serrador JM, Picot PA, Rutt BK, Shoemaker JK, Bondar RL (2000) MRI measures of

middle cerebral artery diameter in conscious humans during simulated orthostasis. Stroke 31(7):1672–1678

[55] Smielewski P, Czosnyka M, Kirkpatrick P, McEroy H, Rutkowska H, Pickard JD (1996) Assessment of cerebral autoregulation using carotid artery compression. Stroke 27(12):2197–2203

[56] Sommerlade L, Schelter B, Timmer J, Reinhard M (2012) Grading of dynamic cerebral autoregulation without blood pressure recordings: a simple Doppler-based method. Ultrasound Med Biol 38(9):1546–1551

[57] Sorond FA, Serrador JM, Jones RN, Shaffer ML, Lipsitz LA (2009) The sit-to-stand technique for the measurement of dynamic cerebral autoregulation. Ultrasound Med Biol 35(1):21–29

[58] Stewart JM, Medow MS, DelPozzi A, Messer ZR, Terilli C, Schwartz CE (2013) Middle cerebral O_2 delivery during the modified Oxford maneuver increases with sodium nitroprusside and decreases during phenylephrine. Am J Physiol Heart Circ Physiol 304(11):H1576–H1583

[59] Torizuka K, Hamamoto K, Morita R, Mukai T, Kosaka T, Handa J, Nishitani H (1971) Regional cerebral blood flow measurement with xenon 133 and the scinticamera. Am J Roentgenol Radium Ther Nucl Med. 112(4):691–700

[60] Tzeng YC, Ainslie PN, Cooke WH, Peebles KC, Willie CK, MacRae BA, Smirl JD, Horsman HM, Rickards CA (2012) Assessment of cerebral autoregulation: the quandary of quantification. Am J Physiol Heart Circ Physiol 303(6):H658–H671

[61] van Beek AH, Olde Rikkert MG, Pasman JW, Hopman MT, Claassen JA (2010) Dynamic cerebral autoregulationinthe old using a repeated sit-stand maneuver. UltrasoundMed Biol 36(2):192–201

[62] Verbree J, Bronzwaer AS, Ghariq E, Versluis MJ, Daemen MJ, van Buchem MA, Dahan A, van Lieshout JJ, van Osch MJ (2014) Assessment of middle cerebral artery diameter during hypocapnia and hypercapnia in humans using ultra-high-field MRI. J Appl Physiol (1985) 117(10):1084–1089

[63] Wagner BP, Ammann RA, Bachmann DC, Born S, Schibler A (2011) Rapid assessment of cerebral autoregulation by near-infrared spectroscopy and a single dose of phenylephrine. Pediatr Res 69(5 Pt 1):436–441

[64] Wagner M, Magerkurth J, Volz S, Jurcoane A, Singer OC, Neumann-Haefelin T, Zanella FE, Deichmann R, Hattingen E (2012) T2′ - and PASL-based perfusion mapping at 3 Tesla: influence of oxygen-ventilation on cerebral autoregulation. J Magn Reson Imaging 36(6):1347–1352

[65] Warnert EA, Murphy K, Hall JE, Wise RG (2015) Noninvasive assessment of arterial compliance of human cerebral arteries with short inversion time arterial spin labeling. J Cereb Blood Flow Metab 35(3):461–468

[66] Willie CK, Macleod DB, Shaw AD, Smith KJ, Tzeng YC, Eves ND, Ikeda K, Graham J, Lewis NC, Day TA, Ainslie PN (2012) Regional brain blood flow in man during acute changes in arterial blood gases. J Physiol 590(Pt 14):3261–3275

[67] Wintermark M, Sesay M, Barbier E, Borbély K, Dillon WP, Eastwood JD, Glenn TC, Grandin CB, Pedraza S, Soustiel JF, Nariai T, Zaharchuk G, Caillé JM, Dousset V, Yonas H (2005) Comparative overview of brain perfusion imaging techniques. Stroke 36(9):e83–e99

[68] Wolf ME (2015) Functional TCD: regulation of cerebral hemodynamics–cerebral autoregulation, vasomotor reactivity, and neurovascular coupling. Front Neurol Neurosci 36:40–56

[69] Wyatt JS, Cope M, Delpy DT, Richardson CE, Edwards AD, Wray S, Reynolds EO (1990) Quantitation of cerebral blood volume in human infants by near-infrared spectroscopy. J Appl Physiol (1985) 68(3):1086–1091

第 3 章　数学模型
Mathematical Models

在前述内容中，我们介绍了 CA 是一个高度复杂的系统，很多生理变量参与到脑灌注压的维持中。CA 的复杂性使得我们可以通过不同的方法来对动脉血压与脑血流量/脑血流速度（CBF/CBFV）相关系统进行建模，包括非常简单的高阶模型，也包括高精度的机械生化模型等。本章简要介绍了用于描述 CA 的模型，首先我们将从宏观层面介绍简单高阶的腔室模型，再逐步展开到血管和生化方面的细节。

一、腔室模型

脑血管系统可以被简化成动脉和静脉两个腔室，其中动脉腔室由动脉血压驱动，血流从动脉流向静脉并在静脉压力下流出。在稳态下流经大脑的血流 q 可以通过泊肃叶方程（公式 1-1）表示（公式 3-1）。

$$P_a - P_v = q\left(R_a + R_v\right) \qquad （公式 3-1）$$

其中下标 a 和 v 分别表示动脉和静脉。基于半径、长度和黏度的"典型"值，对于每个腔室阻力的表达式均由（公式 1-2）给出。本章中将使用 R 来代表阻力。

最简单的情况是两个阻力都是固定值（即所有血管都是刚性的）：因此流量和压力存在一个线性关系，每 1% 压力的下降会导致 1% 脑血流量的下降。这可以称为脑血管系统的**刚性**反应，灵敏度为 1%/%。

但是，如第 1 章所述，脑血流量对动脉血压的变化有被动和主动两种反应。首先仅考虑被动反应，动脉阻力与血容量的倒数的二次方成正比（公式 3-2）。

$$R_a = R_{ao}\left(\frac{V_{ao}}{V_a}\right)^2 \qquad （公式 3-2）$$

我们用下标 o 表示基线条件。假定动脉顺应性恒定，且假定颅内压（intracranial pressure，ICP）可忽略不计，则动脉血容量变为如下（公式 3-3）。

$$V_a = C_a P_a \qquad （公式 3-3）$$

因此（同时假设静脉压也可以忽略不计），则

$$\frac{q}{q_o} = \frac{P_a}{P_{ao}} \frac{1}{\left[1 - r + r\left(\frac{P_{ao}}{P_a}\right)^2\right]} \qquad （公式 3-4）$$

其中，

$$r = \frac{R_{ao}}{R_{ao} + R_v} \qquad （公式 3-5）$$

即基线动脉阻力分数，这可以称为被动响应。在基线条件下，它的灵敏度为（$1 \pm 2r$）%/%，远高于刚性响应。

正如第 1 章里所描述的，为了实现自动调节，需要将脑血流量对动脉血压的变化灵敏度降低到 1%/% 以下（0.X %/%），由于被动响应的灵敏度高于 1%/%，因此需要主动响应来对被动响应做出补偿，以降低灵敏度。由于这种补偿主要是通过改变动脉顺应性来实现的，因此，任何自动调节模型都需要包括这一补偿机制。在建模实践中，使用等效电路可以很好地模拟上述理论，目

前针对这一点已进行了更详细的研究，也允许放宽了上述（众多）的假设。接下来，我们将对等效电路在模型中的应用和发展进行简单的介绍。

（一）等效电路

等效电路在心血管建模方面有着悠久的历史，首批相关研究诞生于20世纪60年代，如 Noordergraaf 等（1963）、Westerhof 等（1969）。这一理念是建立在历史更久远的 Windkessel 模型基础上的。

等效电路的构建是将各脉管系统通过使用电阻、电感、电容等电路元件，整合成一个系统进行建模的。模型的第一部分是使用电阻器模拟因血管黏滞性引起的沿血管的压力下降；第二部分是使用电感器模拟血液的惯性；第三部分是使用电容器模拟血管系统的顺应性，使其能够储存血液。这三个器件的组合可用于相对简单地对脉管系统的一部分进行建模。

需要指出的是，用电流的传输来模拟血液的流动并不精确，这些模型只是大体模拟实际 CA 的行为，更何况多数情况下，腔室里包含着大量的各级血管。最常见的是将大脑简化成 2 个或 3 个腔室，这样不仅可以降低建模的复杂性，还可以将一些参数（如动脉顺应性）的生理学意义表达出来，这些是建立模型的基础。任何生理模型的构建，都需要在简单性和准确性之间取得平衡，大脑等效电路模型的构建也不例外。

（二）全脑模型

在本节中将只介绍那些使用集中腔室方法的模型，其他对独立血管进行详细描述的模型将在后续内容中介绍。1898 年，Sorek 等首次尝试建立血管的多腔室模型，并提出了七腔室模型，如图 3–1 所示。

基于 Monro–Kellie 学说的头骨总体积恒定，是许多全脑模型的共同特征。这意味着在模型中血液、脑脊液和脑组织体积的总体变化为零，也就是说，它们中任意一个扩张必将导致另一部分的减少。由于血液和脑脊液基本上是不可压缩的，它们的体积仅随进出头骨的流量而改变。而脑组织是可压缩的，并且导致颅内压的变化。Sorek 等（1989）从可用的实验数据中估计出许多不

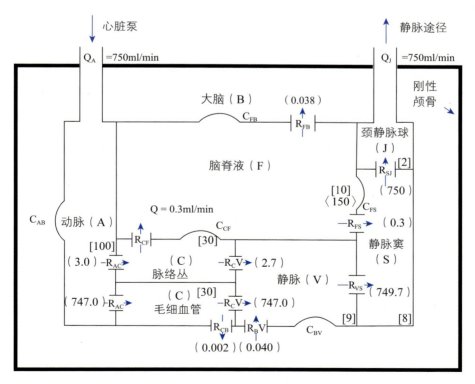

图 3–1 脑血流的集中参数腔室模型

图片经 Sorek 等（1989）许可转载

同的参数值，但他们的七腔室模型中仅仅只有一个动脉腔室，此外，他们也并没有尝试模拟自动调节。

第一个基于等效电路概念尝试模拟整个大脑循环的模型是 Ursino（1988a）提出的，如图 3-2 所示。它同时还是第一个包含自动调节的模型。

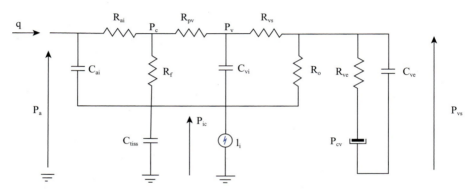

图 3-2　脑循环的等效电路模型

图片经 Ursino 许可转载

假设动脉电导（$G_{ai} = 1/R_{ai}$）通过具有增益和时间常数的低通滤波器来响应驱动压力的变化（公式 3-6 和公式 3-7）。

$$G_{ai} = G_{ain} \left[1 - \frac{1}{\pi} \tan^{-1}(\pi x) \right] \qquad （公式 3-6）$$

$$\frac{dx}{dt} = -\frac{1}{\tau} x + \frac{1}{\tau} \left(\frac{P_a - P_v - P_{an} + P_{vn}}{P_{an} - P_{vn}} \right) \qquad （公式 3-7）$$

其中，符号对应于图 3-2 中的变量。假设动脉顺应性与压力呈非线性关系，如下公式 3-8 所示。

$$C_{ai} = \frac{1}{K_a (P_a - P_{ic})} \qquad （公式 3-8）$$

其中，K_a 是确定动脉顺应性基线的常数。

脑脊液（cerebrospinal fluid，CSF）的产生和再吸收分别由两个阻力 R_f 和 R_o 调节。静脉腔室采用两个电阻模拟，其中第一个电阻 R_{pv} 是近端静脉阻力，第二个电阻 R_{vs} 是颅外静脉阻力，后者不是恒定阻力，它有崩溃失灵的可能，如公式 3–9 所示。

$$R_{vs} = \frac{P_v - P_{vs}}{P_v - P_{ic}} R'_{vs} \qquad （公式 3–9）$$

其中 R'_{vs} 是一个常数。静脉顺应性再次与压力相关，具有恒定的偏移量 P_{v1}，如公式 3–10。

$$C_{vi} = \frac{1}{K_v (P_v - P_{ic} - P_{v1})} \qquad （公式 3–10）$$

基于 Monro–Kellie 的颅内体积恒定学说，模型中加入一个注入项 I_i，以模拟特定的神经学实验。在实验中，通过组织顺应性来设定颅内压，因为组织顺应性会随着颅内压的增加而迅速降低，故可以假设组织顺应性与颅内压的二次函数成反比。模型中的最后三个组件通过颅外阻力和顺应性将静脉窦压力与中心静脉压联系起来。Ursino（1988b）使用该模型进行了大量实验模拟对照，证实该模型具有良好的一致性。

该模型最大的创新之处，就是考虑到了大脑的自动调节，同时增加了动脉腔室的数量，它成为 Ursino 及其团队后续提出的一系列自动调节模型的基础，并对该领域的其他作者起到了深远的影响。在本节中，我们只讨论那些宏观的自动调节通路模型，更详细的通路模型将在下文讨论。

Ursino 等（1995）使用该模型对急性脑损伤患者的颅内压动力学进行建模，结果表明颅内压受脑脊液、血流量和血容量变化的影响。Giulioni 和 Ursino 于 1996 年对颅内压又进行了类似实验。

随后，Ursino 和 Lodi 在 1997 年提出了一个高度简化的模型，将两个反馈腔室（见第 4 章）合二为一，简化为一个具有单增益和时间常数的基于流体的反馈机制，简化后的模型只有大约 12 个参数，但其在行为表现上与复杂模型非常相似。

1998 年，Ursino 和 Lodi 将两个动脉腔室模型扩展为涵盖 CO_2 反应性的模型，随后，Ursino 等（2000）基于流量和动脉对 CO_2 的反馈，将之再次简化回一个动脉腔室模型。需要注意的是，这些模型中脑血流量作为动脉血压和 $PaCO_2$ 的函数，其数据结果仅仅在动物实验中进行了验证，如 Harper（1984）、MacKenzie（1979）、Reivic（1964）和 Harper and Glass（1965）等做的研究。直到 2003 年，Ursino 和 Giulioni 才提出了将流量反馈参数作为自动调节强度的度量指标。

后来，一些学者提出了类似的复杂程度不同的模型。Olufsen 等（2002）使用 3 个随时间变化的元器件模拟坐 – 站姿的模型；Kirkham 等（2001）建立了一个简单的、具有增益和时延的流量反馈模型，如果在模型中增益和时延太大，它就会从稳定过渡到振荡，进而变的不稳定。这种表现形式与 Ursino 和 Lodi（1997）报道的振荡行为非常相似。而在一些更简化的模型中，也存在极为类似的振荡表现，如 Czosnyka 等的模型（1997 年）。

2006 年 Payne 发表的模型与 2000 年 Ursino 等发表的模型在形式上基本相似，但它也包含了神经元活动，因此能够利用来自三个生理因素的变量进行数据验证。该模型的 ABP–CBFV（动脉血压 – 脑血流速度）行为已被证明等效于一个具有五个自由度的二阶系统，其中有四个自由度可以从脉冲响应的实验中估算

（Payne 和 Tarassenko，2006）。2009 年，Payne 等对模型再次进行了改进，加入了对血红蛋白转运特性的模拟，从而使模型可以模拟近红外光谱信号。

2012 年，Spronck 等提出的模型与 Ursino 及其同事的单动脉腔室模型非常相似，同样也包含了神经元活动。此模型中包含了四个反馈系统：基于肌源性、剪切应力、神经源性和代谢性的调节机制。在 11 个受试者中，有 5 个反馈增益和时间常数与实验数据相符，同时，整个受试者组中，参数值显示出高度的一致性。该模型的优点是更明确地包含了不同的反馈机制，2015 年，Gadda 等在此模型基础上，进一步模拟了静脉流出特性，特别是对仰卧位和直立位之间脑血流变化的反应。

也有不少学者对 CA 和更广泛的体循环之间的相互作用进行研究，例如 Neidlin 等在 2014 年将主动脉弓血流数值模型与体外循环患者 CA 的集中参数模型相结合；Panunzi 等在 2015 年基于中心静脉压、动脉血压、心率和脑血流速度的四个微分方程，以及脑动脉压和外周血管阻力的另外两个状态变量，提出了 CA 的随机延迟微分模型。

二、生化反馈模型

在集中腔室模型中，已经有许多模型尝试着囊括更为详细的自动调节途径。1989 年，Ursino 等首次描述了基于化学的氧依赖过程，包括氧从毛细血管扩散到组织、代谢物腺苷和 H^+ 的产生，以及它们如何扩散至脉管系统。其主要假设是，自动调节的实现主要是通过释放两种血管舒张代谢物：腺苷和 H^+。

随后，Ursino 等在 1989 年将该方法扩展到五腔室电阻网络模型中。他们假设，代谢调节仅作用于中动脉、软脑膜小动脉，以及脑内小动脉。他采用拉普拉斯定律将血管内压力、颅内压与血管壁张力 T 联系起来，来反映血管的被动弹性和主动调节特性（后者与平滑肌有关），见公式 3-11。

$$p_i r - p_e (r + h) = T_e + T_m \qquad （公式 3-11）$$

其中，壁张力的被动弹性 T_e 和主动调节特性 T_m 假定为以下公式 3-12 表达。

$$T_e = \frac{Eh}{\left(r_o + \dfrac{h_o}{2}\right)} \left(r + \frac{h}{2} - r_o + \frac{h_o}{2}\right) \qquad （公式 3-12）$$

$$T_m = T_o \left[-4\left(\frac{r}{r_p}\right)^2 + 4\left(\frac{r}{r_p}\right) \right] \left[1 + G_1 (pH - pH_n) - G \log_{10} \frac{c_{ad}}{c_{adn}} \right]$$

$$（公式 3-12）$$

即，弹性张力 E 由杨氏模量设定，其会随着血管半径 r 的增加和壁厚 h 的增加而减小（见壁体积守恒原则）。主动张力在特定半径值处具有最大值，并且与 pH 呈线性正比，与腺苷浓度呈对数正比。三种不同类型的血管（中动脉、软脑膜小动脉，以及脑内小动脉）具有不同的增益值及不同的解剖结构。

之后，该模型经调整后被用于研究颅内压在特定情况下出现的高原波。如图 3-3 所示，1991 年，Ursino 和 Di Giammarco 改进了等效电路模型，将动脉电阻/电导分解为两个独立的腔室，包括最大的软脑膜动脉的第一腔室，以及从软脑膜中动脉到毛细血管床的第二腔室，以响应灌注压和脑血流量的变化。

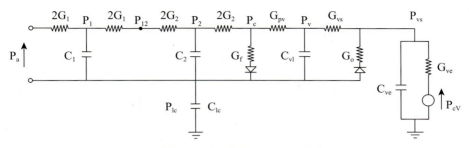

图 3–3　脑循环等效电路图

图片经 Ursino 和 Di Giammarco 许可转载

假设壁张力具有三个分量：弹性、黏性和活性（公式 3-13）。

$$p_i r - p_e (r + h) = T_e + T_v + T_m \qquad （公式 3-13）$$

假设弹性张力与半径呈指数关系（公式 3-14）。

$$T_e = h \left[\sigma_o \left(e^{k_e \frac{r - r_o}{r_o}} - 1 \right) - \sigma_{coll} \right] \qquad （公式 3-14）$$

其中壁厚特性是由不可压缩条件计算得到（公式 3-15）。

$$h = -r + \sqrt{ r^2 + r_o h_o + h_o^2 } \qquad （公式 3-15）$$

黏性特性是一个简单的阻尼器（公式 3-16）。

$$T_v = h \frac{\eta}{r_o} \frac{dr}{dt} \qquad （公式 3-16）$$

此处，活性采用以下形式（公式 3-17）。

$$T_m = T_{mo} (1 + M) \, exp \left(- \left| \frac{r - r_m}{r_t - r_m} \right|^{n_m} \right) \qquad （公式 3-17）$$

发生反馈的机制取决于活性因子 M。两个动脉腔室的表现有所不同，第一腔室表现出基于压力变化的反馈（公式 3-18）。

$$\frac{dM_1}{dt} = -\frac{1}{\tau_1} M_1 + \frac{1}{\tau_1} \frac{2}{\pi} \tan^{-1} \left(\frac{P_a - P_v - P_{an} + P_{vn}}{P_{ref}} \right) \qquad （公式 3-18）$$

以及基于流量变化的第二腔室反馈（公式 3-19）。

$$\frac{dM_2}{dt} = -\frac{1}{\tau_2}M_2 + \frac{1}{\tau_2} \times \frac{2}{\pi}\tan^{-1}\left(\frac{q-q_n}{q_n} \times \frac{1}{q_{ref}}\right) \qquad （公式 3-19）$$

所有 40 个参数的值均来自于作者进行的大量实验研究。这是第一个基于特征值来研究系统稳定性的实验，在研究中，作者通过改变脑脊液的流出阻力以增加颅内压，从而模拟出了高原波。

1998 年，Ursino 和 Lodi 又将导致血管舒张的因子 CO_2 涵盖在了模型中。他们对公式 3-18 和公式 3-19 进行了调整，使活性因子表现出对两个状态变量之和的 S 形依赖，这两个状态变量分别对流量和 $PaCO_2$ 的对数呈现出一阶动力学响应。因此，不同的途径可以根据每个腔室中的增益和时间常数来表示。

我们对 Ursino 及其小组的模型进行详细介绍，主要因为它是许多其他模型的基础。特别是已被广泛使用的 Banaji 等（2005）的模型，该模型在 Ursino 模型的基础上，使用细致的生化反应途径代替了两个反馈方程，通过每个腔室的 MLC 磷酸化来设定活性因子。然后，再通过肌球蛋白轻链的磷酸化（由细胞内的钙控制）和去磷酸化（由一氧化氮控制）之间的平衡来设置血管张力。一氧化氮（nitric oxide，NO）的产生由每个腔室中的压力和 pH控制，而细胞内的钙由液体流动和代谢调控，如图 3-4 所示。

该模型经过进一步的调整，已被用于多种研究，虽然这些研究大部分是动物实验，不过 Moroz 等在 2012 年的健康成人研究中引用了此模型。模型中的不同参数已经优化以匹配时间序列，这将在下面进行讨论。Payne 等基于 2003 年 Yang 等的研究，在2005 年提出了一种类似的、但极度简化的平滑肌细胞钙 -NO磷酸化模型，这形成了 Catherall（2014）模型的基础，该模型

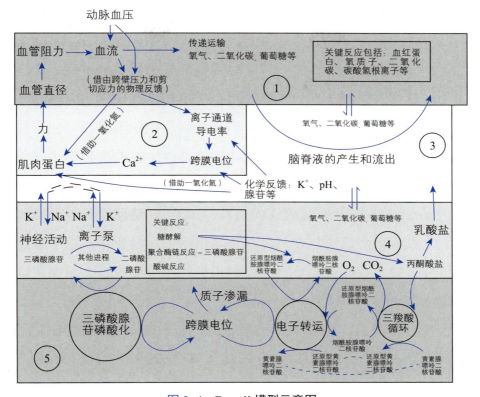

图 3-4 **Banaji** 模型示意图

经 Banaji 等（2005）许可转载

在 Payne（2006）的模型中结合了细胞内钙 –NO 磷酸化耦合模型。

Diamond（2009）、Lu 等（2004）基于 Ursino 小组的模型，将 CA 模型与气体交换模型相结合。前一项研究用于帮助消除近红外线光谱数据中的生理"噪音"，要优于简单的回归或传递函数等方法；而后一项研究用于探索在许多测试方案中不同机制之间的相互作用。需要注意的是，这两种模型都不可避免地包含了大量的参数值。

三、网络模型

到目前为止，我们讨论的所有模型都基于集中腔室法。即便是那些具有非常复杂反馈通路的模型，也仍然是采用等效电子元件搭建的脉管系统模型。研究者们构建更详细的血管模型，不仅是基于脑血管系统的实际解剖结构和连通性，更是由期望了解大脑的空间异质性和大脑特定区域的潜在不同活动所驱使。然而，实验验证是一件极具挑战性的工作，从而导致这些模型尚不完善，尤其是模型无法呈现尺寸小于几毫米的单个血管。由于血管网络模型中很少有包含自动调节的内容，本节将重点介绍那些试图模仿自动调节的模型。

早在 1986 年，Zagzoule 和 Marc-Vergnes 就着手研究开发了模拟人类大脑循环的复杂模型。他们的模型基于生理数据的 34 个片段，求解了连续性、动量和管律方程，但它们并未尝试去涵盖自动调节。在自动调节研究的背景下，2001 年 Piechnik 等提出了第一个向空间解析发展的模型，他将等效电路模型扩展到两个半球，如图 3-5 所示。此模型说明了如何通过将更小的解剖结构划分为不同的组件来模拟不同的解剖区域。该模型用于研究不同半球反应性对流量和压力的影响，并证明了全脑"窃取效应"不太可能会出现。

2010 年，Ursino 和 Giannessi 改进了他们的集中参数模型，涵盖了包括 Willis 环在内的大约 40 条单个大动脉血管。

尽管模型的结构仍然相对简单，但它清楚地阐释了在模型中引入更多腔室会急剧增加模型的复杂性的问题，尤其是考虑到控

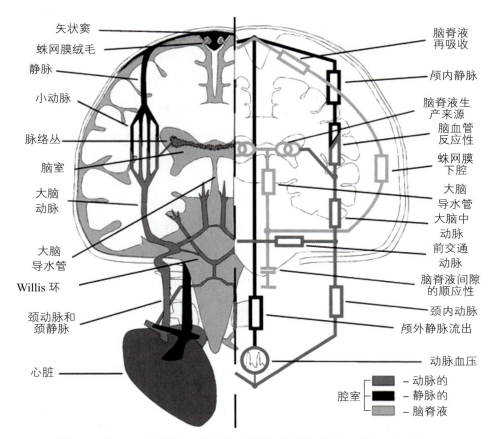

图 3-5　两个半球模型的示意图，阐释生理学和等效电路之间的等效性

图片经 Piechnik 等许可转载

制流量的反馈机制和不同层级血管之间的相互作用时，更是如此。从本质上讲，此方法可以分为两类：一类是从大血管开始，将较小的血管建模为集中腔室，另一类则建立于毛细血管床，并将较大的血管视为固定的压力供应。鉴于这两种类型的模型都非常复杂，而且模型参数众多且建模时间很长，因此，将整个脑血管系统建模为一个活动网络的研究非常之少也就不足为奇了。

1998 年，Gao 等最早尝试对不同层级动脉和小动脉血管的自动调节进行建模，并使用了具有不同特点的四个层级来完成模型的建立。他们从实验数据中选择了直径 50～300μm 范围内和长度 1.2～20mm 范围内的血管，并使用默里定律计算每一层级的血管数量。在每一层级中，通过使用基于经验值的压力－直径关系表示静态自动调节，基于此产生的网络模型与实验数据显示出良好的一致性。当然，从血管的解剖结构来看，这些模型中的假设并不能代表独立的血管。

2008 年，Boas 等提出了包含 6 级动脉分支、1 级毛细血管网和 6 级静脉属支的血管模型[①]。这项研究的主要焦点是功能磁共振成像（fMRI）BOLD（血氧水平依赖）反应，以及活性变化如何影响上游和下游的血管，并影响与其平行通路的。然而，由于该模型包含的血管数量和血管大小远小于 MRI 图像像素所能呈现的精度，虽然假设了激活行为由小动脉阻力产生，却无法清楚地解释其驱动的具体机制。

2008 年，Piechnik 等提出的血管模型包含了 9 级动脉分支、1 级毛细血管网和 9 级静脉属支的血管层级。该研究的主要重点是基于 MRI 成像，研究血管的反应性和由此产生的 CBF-CBV（脑血流量－脑血流容量）关系，没有明确包括自动调节，且没有明确说明对血管的解剖结构和血管数量的处理。该模型显示，不同

① 译者注：作者基于流量守恒方程（即净流入量等于净流出量）建模，模拟血液从小动脉通过 2^N 毛细血管网再到小静脉的皮质血管网络，在基线血压和氧饱和度下的空间特征以及对血压、血容量、血氧变化时的反应。每条小动脉和小静脉的长度固定为 100μm，毛细血管的长度为 250μm。小动脉直径从 30.5μm 开始，每个分支减少 20%，至毛细血管前减少到 10.0μm；毛细血管直径为 8μm，毛细血管后微小静脉为 12.0μm，每层级增加 20%，最终小静脉为 36.6μm（通常小静脉直径大于小动脉）。每个血管段的阻力取决于其直径、长度和黏度（如泊肃叶定律），速度和传输时间由血管模型的稳态所推导。

层级血管的反应性差异很大，同时还显示了在正常、低碳酸血症和高碳酸血症中，血管压力和血管直径之间跨血管层级存在着一定关系。该实验数据与 Zweifach 和 Lipowsky 在 1977 年从猫和兔子中提取的数据进行了对照，2012 年，Lucas 在他的研究中也使用了这些数据。该模型在 2014 年被 Lampe 等加以扩展，将血管半径对压力的依赖性包含进来，从而对自动调节进行建模；作者还将他们的结果与 Ursino 和 Lodi 在 1997 年公布的结果进行了比较，遗憾的是，他没有进行实验验证。

2012 年，Lucas 生成了一个分叉网络模型，明确拟合了 1977 年 Zweifach 和 Lipowsky 的数据，模型包含有 6 级动脉分支、1 级毛细血管网和 6 级静脉属支的血管层级。这是一个比 Piechnik 等在 2008 年提出的模型小得多的模型，更接近于 2008 年 Boas 等提出的模型。该模型的重点仍然是控制血流的反馈机制，而这些机制改编自 Secomb 及其同事提出的微血管系统适应模型。

这些调节模型表明，血管直径对不同刺激的响应存在适应性，这些刺激包括直接应力、剪切应力及代谢状态，具体可参见 2011 年由 Secomb 和 Pries 提出的模型。但到目前为止，仍不清楚这些信息是如何在上游和下游血管之间传递以维持稳态的（Pries 和 Secomb，2014），因此刺激的确切性质以及血管对其的反应也是不清晰的。

所有这些详细模型的一个共同特点就是将毛细血管网划分为一个单一的层次；但众所周知，毛细血管网络是一个高度复杂的且相互连接的系统，血管密度约为 8000/mm³，以至于在毛细血管层面的建模研究很少。Reichold（2009）、Su（2012）和

Linninger（2013）等做了一些相关工作，但这些研究大都利用的是显微镜测量所获取的血管信息，可参见 Gagnon 等在 2015 年的研究结果。

纵观网络模型的发展，包含空间和不同层级之间的脑血管系统模型仍处于非常初级的阶段，其主要挑战是模拟每条血管的模型在计算上有很大难度。因此，需要新的数学方法来模拟每一个长度血管范围的血流运行方式。El-Bouri 和 Payne（2015）关于均质化的研究表明，该方法也许可以在未来建模中发挥重要作用。

四、fMRI BOLD 反应模型

值得注意的是，建立在整体血流控制基础上的 CA 模型，在许多方面与建立在局部血流控制基础上的血氧水平依赖（blood oxygen level-dependent，BOLD）反应模型非常相似，这在上文中研究空间变化的模型中尤其如此。尽管两者之间关系密切，但很少有研究将它们联系起来，或使用一种模型的数据来对另一种进行验证。

BOLD 的原理是在神经元活动强烈时，局部脑血流量增加的比例大于其代谢率，这会导致"冲洗"效应，即脱氧血红蛋白量的减少。由于脱氧血红蛋白是顺磁性的，Ogawa 等（1990）发现可以使用 MRI 检测其浓度的变化。功能磁共振（fMRI）是一个可以在正常和病理条件下无创研究大脑的非常强大的工具（可参考 Faro 和 Mohamed 在 2010 的研究成果）。

一些科学家的早期模型模拟了 fMRI 的响应，比如 1998 年
Buxton 等、2000 年 Friston 等、2002 年 Zheng 等，以及 2004 年
Buxton 等的研究。直到 2011 年，Griffeth 和 Buxton 提出了一个
更详细的、基于多个腔室的模型。2012 年 Buxton 在其对该领域
的综述中强调，虽然 BOLD 响应的物理学原理已经被阐述的非常
清晰了，但其潜在的生理学机制却仍不清楚。值得注意的是，这
篇综述不仅总结了图 3-6 中显示的 BOLD 反应，还提供了该领域
更全面的概述。

显然，脑血流量和脑血容量在这种反应中起到了关键作用，
因而自动调节也会在 BOLD 反应中起到作用，而这一点很容易被
忽略掉。BOLD 反应的模型与 CA 的模型非常相似，通常基于"气
球"的概念，即静脉腔室的扩张和收缩。BOLD 反应还依赖于脱
氧血红蛋白的转运，其中会简单地涉及自动调节能力，2009 年
Payne 等在近红外光谱的背景下对其进行了分析。

事实上，fMRI 和近红外光谱都依赖于血红蛋白的转运，这意

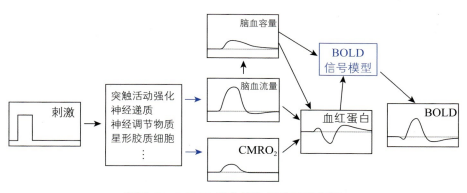

图 3-6　BOLD 反应的生理基础示意图
经 Buxton（2012）许可转载

味着两者测量的潜在机制有很大部分的重叠。比较意外的是，一直以来鲜有人研究这两种模型之间的交叉作用，尤其是在自动调节建模领域的广泛研究中。如果将不同模态的模型融合在一起，自动调节建模领域必定会有进一步的发展。

五、参数拟合与灵敏度分析

尽管科学家已经提出了几种模型来模拟动脉血压和脑血流速度之间的关系，但从这些试验数据中严格地估算模型参数的相关研究还是非常有限的。而通过估计个体受试者的模型参数，再使用这些参数来了解健康组内，以及不同患者组间自动调节变化的尝试就更少了。

造成这种情况的一个主要原因是，通常我们采集的数据相对较少，而构造的模型则有相对大量的参数，用相对较少的数据去估算大量的参数本身就是一个难题。目前已发表的方法都侧重于估计极少量参数，其中一些研究进行了初步分析，以确定哪些参数更为适合。

最早的研究之一是 1997 年 Ursino 等进行的，他们将脑脊液流出阻力、颅内系数、自动调节增益和自动调节时间常数这四个参数应用到了 20 名患有重度急性脑损伤患者的颅内压时间序列中。而后，1998 年 Lodi 等在同时拟合了颅内压和脑血流速度的基础上，使用加权最小二乘法在 6 名重度颅脑损伤患者的实验记录中实现了良好的拟合，并获得了合理范围内的数值。

2000 年，Ursino 等对 13 名重度颅脑损伤患者进行了类似的分析，并拟合了六个模型参数：脑脊液流出阻力、颅内系数、自动调节增益、CO_2增益、CO_2时间常数和基线CO_2。上述的三项研究都没有进行更深入的分析，其估计的参数值与已发表结果的其他临床指标之间似乎没有显著的关系。

近来，人们对 Banaji 等（2005）的扩展模型进行参数拟合产生了兴趣，Highton 等（2013）从 3 名重度颅脑损伤患者的近红外光谱测量结果中估计了自动调节的度量，然而，还需要更多的样本将其与临床状况关联起来。

与参数估计密切相关的第二个指标是灵敏度分析，这是量化模型参数对模型输出影响的方法，以便识别出最重要的参数。如何精确计算和度量是一个复杂的话题，具体的信息可以参考 Saltelli 等在 2004 年公布的研究成果。在脑血流自动调节方面，仅有的、严格执行的研究是 2014 年由 Catherall 和 Moroz 分别进行的，在他们的研究中都使用了莫里斯算法。遗憾的是，这些研究未能与患者数据相结合以便对患者进行分层。在此背景下，能够识别出核心参数的方法将对模型提供明确的作用，也将有助于简化从临床时间序列到生理参数的估算值。

六、总结

目前，科学家们已经提出大量用于模拟 CA 的模型，并且很多模型可以准确描述动脉血压和脑血流速度之间的关系。然而，由于诸多因素的限制，这些模型并没有充分发挥其潜力。首先，由于模型的多样性，使得人们不清楚哪个是"最佳"的模型而致使研究者对其失去了研究兴趣。事实上，由于没有明确的评价标准，对哪个模型为"最佳"是很难回答的。其次，几乎所有生理模型都有一个共同的限制：即如何平衡模型的简单性和现实的复杂性。一个非常简单的模型可能很容易与数据相关联，但只能提供对实际过程的有限洞察；一个非常复杂的模型可以提供有关底层的大量细节，但很难进行验证并实现数据的量化。

在解释自动调节相关数据时，数学模型确实起到了非常重要的作用，尤其是当有许多因素影响脑血流量时，但目前现有的模型都暂时处于研究阶段。在下章中，我们将展示采用单一参数分析度量（ARI，即自动调节指数），不但能够量化 CA，同时还可以在数据分析中比较 CA 的变化。尽管 ARI 在应用上有许多限制（这将在下一章中讨论），但它不仅能够将 CA 量化为临床参数，还可以与其他更复杂的指标同时使用。

我们也许可以通过临床数据尽量减少模型的参数，并对 CA 进行建模，用以区分 CA 的不同状态。虽然确实存在这样的数学工具，我们也应该强调生理模型除此之外还有其他的作用，可是，如果没有与临床实践的直接联系，自动调节模型将不能发挥它们的潜力，并在数据解读和辅助临床工作方面仍将存在着巨大的未知性。

（熊　飞　译　刘秀云　钟经馨　校）

参考文献

[1] Banaji M, Tachtsidis I, Delpy D, Baigent S (2005) A physiological model of cerebral

blood flow control. Math Biosci 194(2):125–173

[2] Boas DA, Jones SR, Devor A, Huppert TJ, Dale AM (2008) A vascular anatomical network model of the spatio-temporal response to brain activation. Neuroimage 40(3):1116–1129

[3] Buxton RB (2012) Dynamic models of BOLD contrast. Neuroimage 62(2):953–961

[4] Buxton RB, Wong EC, Frank LR (1998) Dynamics of blood flow and oxygenation changes during brain activation: the balloon model. Magn Reson Med 39(6):855–864

[5] Buxton RB, Uludağ K, Dubowitz DJ, Liu TT (2004) Modeling the hemodynamic response to brain activation. Neuroimage 23(Suppl 1):S220–S233

[6] Catherall MGF (2014) DPhil thesis. University of Oxford (2014)

[7] Czosnyka M, Piechnik S, Richards HK, Kirkpatrick P, Smielewski P, Pickard JD (1997) Contribution of mathematical modelling to the interpretation of bedside tests of cerebrovascular autoregulation. J Neurol Neurosurg Psychiatry 63(6):721–731

[8] Diamond SG, Perdue KL, Boas DA (2009) A cerebrovascular response model for functional neuroimaging including dynamic cerebral autoregulation. Math Biosci 220(2):102–117

[9] El-Bouri WK, Payne SJ (2015) Multi-scale homogenization of blood flow in 3-dimensional human cerebral microvascular networks. J Theor Biol 7(380):40–47

[10] Faro M (2010) Functional MRI: basic principles and clinical applications. Springer

[11] Friston KJ, Mechelli A, Turner R, Price CJ (2000) Nonlinear responses in fMRI: the Balloon model, Volterra kernels, and other hemodynamics. Neuroimage 12(4):466–477

[12] Gadda G, Taibi A, Sisini F, Gambaccini M, Zamboni P, Ursino M (2015) A new hemodynamic model for the study of cerebral venous outflow. Am J Physiol 308(3):H217–H231

[13] Gagnon L, Sakadžić S, Lesage F, Mandeville ET, Fang Q, Yaseen MA, Boas DA (2015) Multimodal reconstruction of microvascular-flow distributions using combined two-photon microscopy and Doppler optical coherence tomography. Neurophotonics 2(1):015008

[14] Gao E, Young WL, Pile-Spellman J, Ornstein E, Ma Q (1998) Mathematical considerations for modeling cerebral blood flow autoregulation to systemic arterial pressure. Am J Physiol 274(3 Pt 2):H1023–H1031

[15] Giulioni M, Ursino M (1996) Impact of cerebral perfusion pressure and autoregulation on intracranial dynamics: a modeling study. Neurosurgery 39(5):1005–1014; discussion 1014–1015

[16] Griffeth VE, Buxton RB (2011) A theoretical framework for estimating cerebral oxygen metabolism changes using the calibrated-BOLD method: modeling the effects of blood volume distribution, hematocrit, oxygen extraction fraction, and tissue signal properties on the BOLD signal. Neuroimage 58(1):198–212

[17] Harper AM, Glass HI (1965) Effect of alterations in the arterial carbon dioxide tension on the blood flow through the cerebral cortex at normal and low arterial blood pressures. J Neurol Neurosurg Psychiatry 28(5):449–452

[18] Harper SL, Bohlen HG, Rubin MJ (1984) Arterial and microvascular contributions to cerebral cortical autoregulation in rats. Am J Physiol 246(1):H17–H24

[19] Highton D, Panovska-Griffiths J, Ghosh A, Tachtsidis I, Banaji M, Elwell C, Smith M (2013) Modelling cerebrovascular reactivity: a novel near-infrared biomarker of cerebral autoregulation? Adv Exp Med Biol 765:87–93

[20] Kirkham SK, Craine RE, Birch AA (2001) A new mathematical model of dynamic cerebral autoregulation based on a flow dependent feedback mechanism. Physiol Meas 22(3):461–473

[21] Lampe R, Botkin N, Turova V, Blumenstein T, Alves-Pinto A (2014) Mathematical modelling of cerebral blood circulation and cerebral autoregulation: towards preventing intracranial hemorrhages in preterm newborns. Comput Math Methods Med 2014:965275

[22] Linninger AA, Gould IG, Marinnan T, Hsu CY, Chojecki M, Alaraj A (2013) Cerebral microcirculation and oxygen tension in the human secondary cortex. Ann Biomed Eng 41 (11):2264–2284

[23] Lodi CA, Ter Minassian A, Beydon L, Ursino M (1998) Modeling cerebral autoregulation and CO_2 reactivity in patients with severe head injury. Am J Physiol 274(5 Pt 2):H1729–H1741

[24] Lu K, Clark JW Jr, Ghorbel FH, Robertson CS, Ware DL, Zwischenberger JB, Bidani A (2004) Cerebral autoregulation and gas exchange studied using a human cardiopulmonary model. Am J Physiol Heart Circ Physiol 286(2):H584–H601

[25] Lucas C (2012) DPhil thesis. University of Oxford (2012)

[26] MacKenzie ET, Farrar JK, Fitch W, Graham DI, Gregory PC, Harper AM (1979) Effects of hemorrhagic hypotension on the cerebral circulation. I. Cerebral blood flow and pial arteriolar caliber. Stroke 10(6):711–718

[27] Moroz T (2014) PhD thesis, UCL

[28] Moroz T, Banaji M, Tisdall M, Cooper CE, Elwell CE, Tachtsidis I (2012) Development of a model to aid NIRS data interpretation: results from a hypercapnia study in healthy adults. Adv Exp Med Biol 737:293–300

[29] Neidlin M, Steinseifer U, Kaufmann TA (2014) A multiscale 0-D/3-D approach to patient-specific adaptation of a cerebral autoregulation model for computational fluid dynamics studies of cardiopulmonary bypass. J Biomech 47(8):1777–1783

[30] Noordergraaf A, Verdouw D, Boom HB (1963) The use of an analog computer in a circulation model. Prog Cardiovasc Dis 5:419–439

[31] Ogawa S, Lee TM, Kay AR, Tank DW (1990) Brain magnetic resonance imaging with contrast dependent on blood oxygenation. Proc Natl Acad Sci USA 87(24):9868–9872

[32] Olufsen MS, Nadim A, Lipsitz LA (2002) Dynamics of cerebral blood flow regulation explained using a lumped parameter model. Am J Physiol Regul Integr Comp Physiol 282(2):R611–R622

[33] Panunzi S, D'Orsi L, Iacoviello D, De Gaetano A (2015) A stochastic delay differential model of cerebral autoregulation. PLoS ONE 10(4):e0118456

[34] Payne SJ (2006) A model of the interaction between autoregulation and neural activation

in the brain. Math Biosci 204(2):260–281

[35] Payne SJ, Tarassenko L (2006) Combined transfer function analysis and modelling of cerebral autoregulation. Ann Biomed Eng 34(5):847–858

[36] Payne S, Morris H, Rowley A (2005) A combined haemodynamic and biochemical model of cerebral autoregulation. Conf Proc IEEE Eng Med Biol Soc 3:2295–2298

[37] Payne SJ, Selb J, Boas DA (2009) Effects of autoregulation and CO_2 reactivity on cerebral oxygen transport. Ann Biomed Eng 37(11):2288–2298

[38] Piechnik SK, Czosnyka M, Harris NG, Minhas PS, Pickard JD (2001) A model of the cerebral and cerebrospinal fluid circulations to examine asymmetry in cerebrovascular reactivity. J Cereb Blood Flow Metab 21(2):182–192

[39] Piechnik SK, Chiarelli PA, Jezzard P (2008) Modelling vascular reactivity to investigate the basis of the relationship between cerebral blood volume and flow under CO_2 manipulation. Neuroimage 39(1):107–118

[40] Pries AR, Secomb TW (2014) Making microvascular networks work: angiogenesis, remodeling, and pruning. Physiology (Bethesda) 29(6):446–455

[41] Reichold J, Stampanoni M, Lena Keller A, Buck A, Jenny P, Weber B (2009) Vascular graph model to simulate the cerebral blood flow in realistic vascular networks. J Cereb Blood Flow Metab 29(8):1429–1443

[42] Reivich M (1964) Arterial PCO_2 and cerebral hemodynamics. Am J Physiol 206:25–35

[43] Saltelli A, Tarantola S, Campolongo F, Ratto M (2004) Sensitivity analysis in practice. Wiley (2004)

[44] Secomb TW, Pries AR (2011) The microcirculation: physiology at the mesoscale. J Physiol 589(Pt 5):1047–1052

[45] Sorek S, Bear J, Karni Z (1989) Resistances and compliances of a compartmental model of the cerebrovascular system. Ann Biomed Eng 17(1):1–12

[46] Spronck B, Martens EG, Gommer ED, van de Vosse FN (2012) A lumped parameter model of cerebral blood flow control combining cerebral autoregulation and neurovascular coupling. Am J Physiol Heart Circ Physiol 303(9):H1143–H1153

[47] Su SW, Catherall M, Payne S (2012) The influence of network structure on the transport of blood in the human cerebral microvasculature. Microcirculation 19(2):175–187

[48] Ursino M (1988a) A mathematical study of human intracranial hydrodynamics. Part 1– The cerebrospinal fluid pulse pressure. Ann Biomed Eng 16(4):379–401

[49] Ursino M (1988b) A mathematical study of human intracranial hydrodynamics. Part 2– Simulation of clinical tests. Ann Biomed Eng 16(4):403–416

[50] Ursino M, Di Giammarco P (1991) A mathematical model of the relationship between cerebral blood volume and intracranial pressure changes: the generation of plateau waves. Ann Biomed Eng 19(1):15–42

[51] Ursino M, Giannessi M (2010) A model of cerebrovascular reactivity including the circle of willis and cortical anastomoses. Ann Biomed Eng 38(3):955–974

[52] Ursino M, Giulioni M (2003) Quantitative assessment of cerebral autoregulation from transcranial Doppler pulsatility: a computer simulation study. Med Eng Phys 25(8):655–

666

[53] Ursino M, Lodi CA (1997) A simple mathematical model of the interaction between intracranial pressure and cerebral hemodynamics. J Appl Physiol (1985) 82(4):1256–1269

[54] Ursino M, Lodi CA (1998) Interaction among autoregulation, CO_2 reactivity, and intracranial pressure: a mathematical model. Am J Physiol 274(5 Pt 2):H1715–H1728

[55] Ursino M, Di Giammarco P, Belardinelli E (1989a) A mathematical model of cerebral blood flow chemical regulation–Part I: Diffusion processes. IEEE Trans Biomed Eng 36(2):183–191

[56] Ursino M, Di Giammarco P, Belardinelli E (1989b) A mathematical model of cerebral blood flow chemical regulation–Part II: Reactivity of cerebral vascular bed. IEEE Trans Biomed Eng 36 (2):192–201

[57] Ursino M, Iezzi M, Stocchetti N (1995) Intracranial pressure dynamics in patients with acute brain damage: a critical analysis with the aid of a mathematical model. IEEE Trans Biomed Eng 42 (6):529–540

[58] Ursino M, Lodi CA, Rossi S, Stocchetti N (1997) Intracranial pressure dynamics in patients with acute brain damage. J Appl Physiol (1985) 82(4):1270–1282

[59] Ursino M, Ter Minassian A, Lodi CA, Beydon L (2000) Cerebral hemodynamics during arterial and CO(2) pressure changes: in vivo prediction by a mathematical model. Am J Physiol Heart Circ Physiol 279(5):H2439–H2455

[60] Westerhof N, Bosman F, De Vries CJ, Noordergraaf A (1969) Analog studies of the human systemic arterial tree. J Biomech 2(2):121–143

[61] Yang J, Clark JW Jr, Bryan RM, Robertson C (2003) The myogenic response in isolated rat cerebrovascular arteries: smooth muscle cell model. Med Eng Phys 25(8):691–709

[62] Zagzoule M, Marc-Vergnes JP (1986) A global mathematical model of the cerebral circulation in man. J Biomech 19(12):1015–1022

[63] Zheng Y, Martindale J, Johnston D, Jones M, Berwick J, Mayhew J (2002) A model of the hemodynamic response and oxygen delivery to brain. Neuroimage 16(3 Pt 1):617–637

[64] Zweifach BW, Lipowsky HH (1977) Quantitative studies of microcirculatory structure and function. III. Microvascular hemodynamics of cat mesentery and rabbit omentum. Circ Res 41 (3):380–390

第4章 分析技术
Analysis Techniques

自 20 世纪 80 年代起，TCD 探头和血管卸载技术的出现，意味着以高时间分辨率和相对较低的成本进行连续、即时同步地监测动脉血压和脑血流速度成为可能。其结果是积累了大量有关分析方法的文献，以尝试理解这两个变量之间的关系。早期的研究大多假设这两者之间的关系是单变量、线性和稳态的；然而，所有这些假设都受到了后来研究的挑战。特别是血气水平的作用，现在已知是非常重要的影响因素。

本章将从最早、最简单的分析方法开始，渐序呈现后来的技术是如何扩展成为非线性、非稳态和多变量方法的。为了便于介绍，分析技术分为基于时域和基于频域的方法，尽管两者之间在基础理论方面并无差异。

一、时域分析

时域分析（time domain analysis）早期的开发方法首先使用单个参数，继而使用完整的时程，试图表征脑血流速度随着动脉血压改变的瞬时响应能力。本章将根据方法的复杂程度逐一介绍。

（一）恢复率和自动调节指数

最早用以量化 CA 的指标是恢复率（rate of regulation，RoR），由 Aaslid 等于 1989 年制订（Aaslid 等，1989）。其方法是在正常受试者中，使用大腿袖带放气来诱导正常、低碳酸血症和高碳酸血症下动脉血压的阶跃变化，从而量化脑血流速度返回基线的速度。脑血管阻力指数（cerebrovascular resistance，CVR）是相对动脉血压除以相对脑血流速度的值。当平均有超过 10 个受试者的数据时，就可以得到典型的响应曲线，如图 4-1 所示。RoR 可根据脑血管阻力指数和动脉血压变化的回归线的斜率计算（公式 4-1）。

$$RoR = \frac{1}{\Delta ABP} \times \frac{\Delta CVR}{\Delta t} \qquad （公式 4-1）$$

结果显示，在低碳酸血症、正常和高碳酸血症状态下，RoR

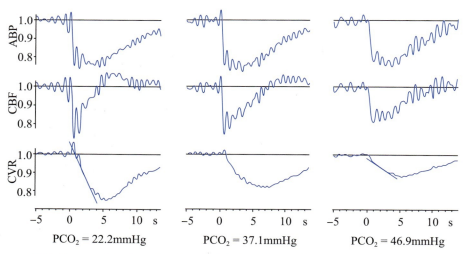

图 4-1　低碳酸血症、正常和高碳酸血症状态下大腿袖带试验的组平均反应

ABP. 动脉血压；CBF. 脑血流量；CVR. 脑血管阻力指数；PCO₂. 二氧化碳分压 [经 Aaslid 等（1989）许可转载]

的值分别为 0.38/s、0.20/s 和 0.11/s；这表明 RoR 和 $PaCO_2$ 之间成反比关系。

虽然可以非常直接地计算出 RoR，并给出一个简单的度量，但它却涉及难以区分任意两个噪声时间序列的问题，致使其结果在某些条件下并不稳定；其次，它完全取决于所进行的测试的精确性，这使得它易出现各中心之间研究结果不可重复性的问题；最后，它依赖于并非适用于所有受试者的大腿袖带试验的可执行性。但值得一提的是，这是 CA 领域被引次数最高的一篇论文，可能源于它是第一篇关于量化动态自动调节的文章。

排在被引次数第三位的是 Tiecks 等的论文（1995），其中，作者引入了二阶微分方程，将脑血流速度的变化与大腿袖带试验所致的动脉血压的变化关联起来。这些方程基于三个参数，即增益（gain，K）、阻尼系数（damping factor，D）、时间常数（time constant，T），以下列形式表示（公式 4-2 至公式 4-5）。

$$dP = \frac{(MABP - cABP)}{(cABP - CCP)} \qquad （公式 4-2）$$

$$x_2[n] = x_2[n-1] + \frac{x_1[n] = 2Dx_2[n-1]}{fT} \qquad （公式 4-3）$$

$$x_1[n] = x_1[n-1] + \frac{dP[n] - x_2[n-1]}{fT} \qquad （公式 4-4）$$

$$mV[n] = 1 + dP[n] - Kx_2[n] \qquad （公式 4-5）$$

其中，平均速度由 mV 表示，dP 是平均动脉压（mean arterial blood pressure，MABP）相对于其对照值（$cABP$）的标准化变化，$cABP$ 参照临界关闭压（critical closing pressure，CCP）计算。

f 代表采样频率，并且在对照阶段假设变量为零。

作者共提出了十组参数值，每一组对应一个不同的自动调节指数（autoregulation index，ARI）值，从 0（表示自动调节功能完全丧失）到 9（代表自动调节功能最佳）[①]，如表 4-1 所示。基于输入的动脉血压时间序列，被测个体的 ARI 值通常被认为是实际和预测脑血流速度时间序列之间的最小均方根误差值。另外，作者还计算了 RoR 的等效值。

表 4-1　Tiecks 自动调节指数模型的参数值

T（s）	D	K	ARI	dROR（%/s）
	0.00	0	0	0（无自动调节）
2.00	1.60	0.20	1	2.5
2.00	1.50	0.40	2	5.0
2.00	1.15	0.60	3	10.0
2.00	0.90	0.80	4	15.0
1.90	0.75	0.90	5	20.0（正常自动调节）
1.60	0.65	0.94	6	30.0
1.20	0.55	0.96	7	40.0
0.87	0.52	0.97	8	60.0
0.65	0.50	0.98	9	80.0（最佳自动调节）

T. 时间常数；D. 阻尼系数；K. 增益；ARI. 自动调节指数；dROR. 动态恢复率

对于参数的特定选择，作者没有给出任何细节或理由，结果

---

① 译者注：ARI 值是评估动态脑血流自动调节（dCA）的指标，从 0~9 分为 10 个等级，0 级表示脑血流会随着血压的变化而改变，dCA 完全丧失；9 级表示即使血压发生阶跃变化，脑血流量也会迅速恢复至基线水平，显示了完好的 dCA 功能。[引自吉林省医学会神经病学分会，吉林省卒中学会. 动态脑血流自动调节功能评估在神经系统疾病中的临床应用专家共识（2021）. 中华脑血管病杂志（电子版）. 2021;15(3):140-152.]

如图 4-2 中所给出的阶跃响应（step response, 图 4-2A）及相应的脉冲响应（impulse response, 图 4-2B）、增益（gain, 图 4-2C）和相位（phase, 图 4-2D）响应。值得注意的是，尽管看起来有些随意，但是 ARI 已被证实是最受欢迎的、并且被广泛用于量化动态自动调节以区分不同组间差异的指数。

Tiecks 等（1995）对 10 名接受择期骨科手术的受试者，使用 ARI 比较其静态和动态自动调节。通过对去氧肾上腺素的反应来评估静态自动调节，并在异丙酚和异氟醚给药期间进行测量，以模拟完整和受损的 CA。结果发现静态和动态自动调节之间的相关性非常显著。值得注意的是，Tiecks 等认为，CA 的损伤首先

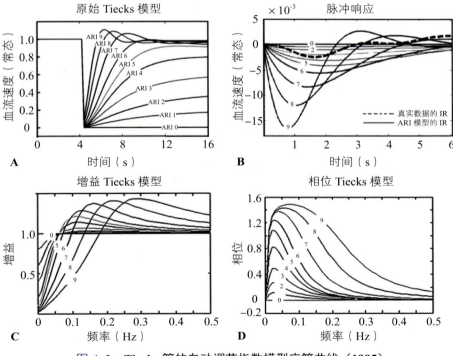

图 4-2　**Tiecks 等的自动调节指数模型应答曲线（1995）**

A. 阶跃响应；B. 脉冲响应；C. 增益；D. 相位 [经 Liu 等（2015）许可转载]

影响响应的延迟，然后才影响响应的效率（基于未发表的结果）。

尽管基于时变估算的 ARI 对于干扰信号十分敏感，有时甚至降为 0，但通过对 ARI 的改进，使用滑动窗口可将 ARI 用于评估非稳态过程的 CA（Paneria 等，2008）。Paneria 等（2008）对 Finapres 法（无创）和主动脉导管法（有创）获得的非稳态 ARI 值进行了比较，发现并无显著性差异。Brodie 等（2009）通过对健康受试者个体内差异性分析发现，区分 ARI 小于 1 的变化需要 45 名受试者，而区分小于 2 的 ARI 变化仅需 11 名受试者。

自回归滑动平均（autoregressive moving average，ARMA）模型已被用于估算 ARI（因此称为 ARMA-ARI）。已发现 ARMA-ARI 和 ARI 两者对于区分组间差异在稳定性、变异性和敏感性方面存在相当大的差异。Panerai 等（2003）发现，与 ARI 相比，ARMA-ARI 具备更高的稳定性和更低的变异性。Liu 和 Allen（2002）还提出了一个 ARX 模型，该模型使用大腿袖带技术，基于时序研究了 11 名健康受试者，发现即使有相当大的测量噪声，也有 R5% 响应（5s 恢复百分比）可用于评估 CA。Liu 等（2003）使用 ARX 模型计算 1/12Hz 处的阶跃响应和相位，结果表明动脉血压和脑血流速度只需要 1.5min 的时间序列就足以估算基于 ARX 模型的 CA 的线性关系（Gehalot 等，2005）。

最后，Chacon 等（2008）研究了是否允许 Tiecks 模型中 K、D 和 T 等参数的独立变化，而非如表 4-1 中那样有严格的约束条件，结果表明，不受约束的 K 值可提供比 ARI 更稳定、更可靠的度量，尽管有必要验证其可以在多种场景中使用。

（二）脉冲响应和阶跃响应

RoR 和 ARI 两者都试图用单个参数表征 CA：这具有简易的优点，但同时可能会遗漏有关 ABP–CBFV 响应的大量信息。因此，从脉冲响应（impulse response，IR）和阶跃响应（step response，SR）[①] 两方面推导出完整的响应系统引起了研究者们的兴趣。

线性平稳系统的响应可以在时域中表示为卷积积分（公式4-6）。

$$y(t) = \int_{-\infty}^{\infty} x(\tau) h(t-\tau) d\tau \qquad （公式 4-6）$$

其中，$h(t)$ 是将输入 $x(t)$ 与输出 $y(t)$ 相关联的脉冲响应。然后，从脉冲响应的积分中找到阶跃响应（公式 4-7）。

$$s(t) = \int_{0}^{t} h(\tau) d\tau \qquad （公式 4-7）$$

关于如何从时间序列中导出脉冲响应和阶跃响应的精确细节因研究而异。这里以 Panerai 等（1999a）提出的程序为例做一个简要说明。

在对两个时间序列进行预处理（去除伪影、低通道滤波、重新采样和归一化）之后，将时间序列分割为若干段，并乘以一个余弦锥形窗口，然后使用具有叠加的快速傅里叶（FFT）进行转换。最后，计算结果的平均值后进行平滑处理，并应用低通滤波和逆 FFT 生成脉冲响应。需要注意的是，为了获得响应的精确表

---

① 译者注：脉冲响应和阶跃响应分别是系统对脉冲和阶跃的建模响应；它们可以互相推导，并提供了线性非时变响应系统的简易表示。

示，必须小心地去除伪影和噪声。

脉冲响应和阶跃响应已由许多学者推导出来，例如 Panerai 等（1999a）在正常、高碳酸血症以及恢复正常时得出的反应，如图 4-3 所示。这些结果在正常受试者的所有研究中都非常典型：脉冲响应在 1s 之内显示下冲并迅速返回基线，这期间可能偶尔会出现轻微的过冲。然后，等效阶跃响应在降至小于 1 的基线值（以 %/% 计算时）之前显示出轻微的过冲。阶跃响应清楚地显示了响应的双相机制，由初始被动和延迟主动机制控制。需要指明的是，这些反应均源自动脉血压和脑血流速度的自发波动。

已发现自动调节的测试方法对脉冲响应和阶跃响应的振幅有显著影响。阶跃响应的初始值（以及脉冲响应的初始值）已被证明与电阻 – 面积乘积高度相关（Panerai 等，2001）。

尽管阶跃响应和脉冲响应在很大程度上已被其他方法所取代 [主要是频域分析（frequency domain analysis）]，但值得注意的是，最近 Angarita-Jaimes 等（2014）的一项研究比较了 13 种不同的度量（包括时域和频域，线性和非线性），发现能够给出具有良好的受试者间变异性和最小的受试者内变异性的参数是 H1，它是一阶（即双系数）FIR 滤波器的第二个系数。

（三）相关系数法

另一个被广泛应用的相对简单、但非常有效的参数是相关系数。1996 年由剑桥大学 Marek Czosnyka 教授团队首次提出相关系数法（correlation coefficient），从脑外伤患者脑部仅需提取两个时间序列的连续样本（译者注：脑灌注压及脑血流信号），通过

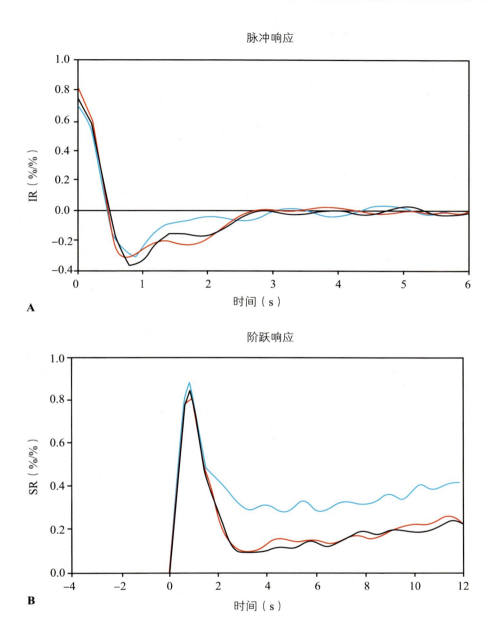

图 4-3 15 名受试者在正常（黑线）、5% CO_2 呼吸（蓝线）和恢复正常（红线）时的脉冲响应（**A**）和阶跃响应（**B**）

[图片经 Parenai 等（1999a）许可转载]（经 IOP publishing 许可转载，© Institute of Physics and Engineering in Medicine. 版权所有 ）

Pearson 相关系数评估 CA。该相关系数，亦即两个时间序列信号的协方差与各自标准差乘积的比值，取值介于 –1（完全负相关）、0（不相关）到 1（完全正相关）之间。

使用该值作为评估 CA 的基本原理是：正的相关系数表示动脉血压和脑血流速度之间的被动关系，意味着 CA 受损；而相关系数为 0 则表示脑血流速度不直接由动脉血压驱动，因此 CA 完好。Steinmeier 等（2002b）的研究表明，利用相关系数可以有效、持续的监测 CA，但仍需提高其敏感性和特异性，才能在临床决策中发挥作用。

Steinmeier 等（2002a）对一组健康受试者的数据采用互相关分析发现，动脉血压和脑血流速度之间存在时间延迟，缺乏这种时间延迟和相关系数为正，表明 CA 受损。由于该组数据仅来源于健康受试者，其在病理条件下的可靠性仍待进一步验证。

之后，学者们对不同频段的动脉血压与脑血流速度的相关系数进行了研究。Chiu 和 Yeh（2001）使用互相关分析对三个频段（0.015～0.07Hz、0.07～0.15Hz 和 0.15～0.4Hz）的相关系数进行了分析，结果显示，在正常受试者中，互相关峰值处的时间滞后随着频率的增加而增加。随后，Christ 等（2007）仅使用低于 0.1Hz 频率的信号计算相关系数，在健康受试者身上发现了一个 2s 的慢波振荡延迟，而在脑部疾病患者（严重脑创伤和蛛网膜下腔出血患者）身上却未发现该延迟。

在讲解频域分析方法之前，我们要在此处特别提及 Rosengarten 和 Kaps（2002）使用的收缩期峰值流速 – 压力曲线作为评估 CA 的替代测量方法，并与传统的大腿袖带试验健康受试者的 ARI 进行对比。结果显示收缩期流速－压力曲线可以更加精准的描述 CA，其所有的值均高于被动的无自动调节能力的曲线。他们的研究也显示，大脑中动脉与后循环区域的自动调节能力并无显著差别。

二、频域分析

自 20 世纪 90 年代以来，传递函数分析（transfer function analysis，TFA）被证明是一种有效的、可量化 CA 的算法，并成为描述自动调节的默认形式之一。其优点之一就是可以提供不同频段自动调节响应的大量信息，同时相干函数还可确保其信号的可靠性和结果的准确性。该算法可以很容易地扩展到多变量分析中。

（一）单变量分析

对于单变量、线性和稳态系统，两个时间序列之间的传递函数可通过其功率谱进行计算（公式 4-8 和公式 4-9）。

$$S_{xx}(f) = E[X(f)X^*(f)] \qquad （公式 4-8）$$

$$S_{yy}(f) = E[Y(f)Y^*(f)] \qquad （公式 4-9）$$

公式中，X 和 Y 分别代表动脉血压和脑血流速度的功率谱，f 为频率的函数；E 是期望，* 表示共轭复数。自功率谱是由单个时间序列计算出来的，与前文提到的脉冲响应和阶跃响应的计算原理相同。期望值代表在进行傅里叶转换和频谱结果计算之前，时间序列已被分割成若干段。

互功率谱通过以下公式计算（公式 4-10）。

$$S_{xy}(f) = E[X(f)Y^*(f)] \qquad （公式 4-10）$$

由此可以计算出与时间序列相关的传递函数（公式 4-11）。

$$H(f) = \frac{S_{xy}(f)}{S_{xx}(f)} \qquad （公式 4-11）$$

有了传递函数，相位和增益便可通过实部和虚部进行计算了，同样，振幅平方相干函数也可以通过以下公式计算（公式 4-12）。

$$\gamma^2(f) = \frac{|S_{xy}(f)|^2}{S_{xx}(f)S_{yy}(f)} \qquad （公式 4-12）$$

相干函数是基于频率响应的输出信号与输入信号的功率比，其值介于 0～1。只有当相干函数的值高于某一个阈值时（通常取 0.5），系统的频率响应才被认为是有效度量。值得指出的是，该阈值并未经过严格论证，会因数据分段的不同而异（详情见 Wang，Tang，2004）。

综上，系统的频域响应可用三个参数来描述：增益（gain）、相位（phase）和相干性（coherence）。在傅里叶转换之前，大部分的信号会被降采样到 1Hz，并预处理成心动周期的数据，因而，该频率响应一般描述的是 0～0.5Hz 的情况。

1990 年，Giller 首次计算了动脉血压和脑血流速度之间的传递函数，他对比了健康受试者与蛛网膜下腔出血患者的增益和相干性（作者描述为相关性）。结果显示，健康受试者的相干性显著偏低，意味着较好的自动调节功能。1997 年，Giller 和 Iacopino 也使用相干性来确定时间序列的一致性。Zhang 等（1998）随后将高碳酸血症及正常时在整个频率范围内的增益、相位和相干系数进行了描述，如图 4-4 所示，这也成为后来很多研究的基础。

为了进一步量化传递函数，我们通常计算三个频段的参数。Zhang 等（1998）使用的滤波及特征标记如下所示，与高通滤波的特征一致（常用于自动调节的比较）。

1. 极低频（＜ 0.07Hz）

低相干性（＜ 0.5）、低增益，高相位差。

2. 低频（0.07～0.20Hz）

高相干性（＞ 0.5），高增益，低相位差。

3. 高频（＞ 0.20Hz）

高相干性（＞ 0.5），相对较大的增益和最小的相位差。

Panerai 等（1999a）在血碳酸正常的受试者身上得到的结果与 zhang 的结果很相似，只是高频处的增益略有不同。研究表明，高碳酸血症可以增加低频段的增益和相干性，降低相位差。这项研究也被作为 CA 受损的依据，应用在其他相关研究中。值得注意的是，我们这里所使用的频段并不一定与潜在的生理过程有关，而仅是出于方便考虑才定义了这三个频段。Diehl 等（1998）就在其研究中使用了不同的频段计算增益、相位差和相干系数，他们严格定义了频段：M 波（3～9 次循环 / 分钟）和 R 波（9～20 次循环 / 分钟）。

自此，科学家们针对不同的患者通过增益、相位差和相干性对量化 CA 进行了广泛的研究。我们将在后续内容中介绍这些工作，Meel-van den Abeelen 等在 2014 年总结发现，使用传递函数进行 CA 评估的相关文章达 113 篇。而这些文章并没有统一的金标准，即使在纯方法学报道的文章里，传递函数的相关参数设置也有很大

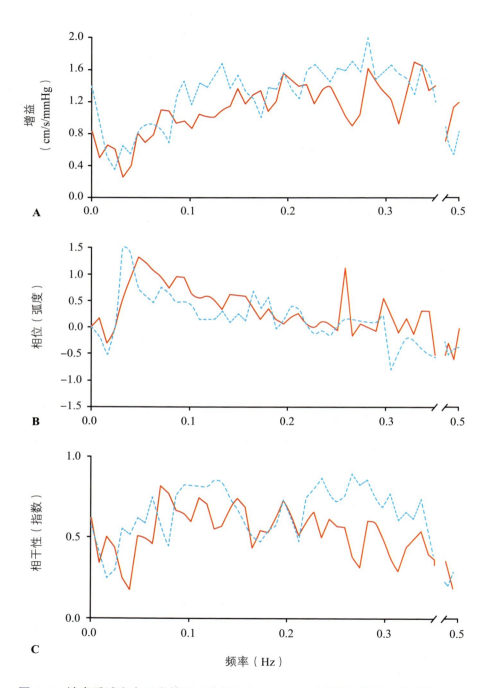

图 4-4　健康受试者在正常情况（实线）和 **5% CO₂**（虚线）情况下的增益（**A**）、相位（**B**）和相干性（**C**）**[经 zhang 等许可转载,（1998）]**

的不同，这使得不同研究之间的对比变得十分困难。之后，Jachan等（2009）使用自发波形对比计算了传递函数的三个参数（包括变量和非变量），结果发现不同方法之间并没有显著性差异。

数据丢失（例如由于血压校准或者 TCD 信号丢失影响的数据）已被证明仍能准确评估传递函数。在最受关注的频段（0.07～0.5Hz 频段），每 50 秒的数据段可以最大限度容忍 5s 的数据丢失；想要精确判断自动调节，至少需要 1min 的数据。但对于高频段分析，则要更加慎重（Deegan 等，2011）。

最近，科学家对次极低频段（sub–very low frequency，sVLF）产生了兴趣。Müller 和 Osterreich（2014 年）发现 sVLF 频段（0.005～0.02Hz）的相位差要显著低于极低频（very low frequency，VLF）（0.02～0.07Hz）频段（但增益和相干性没有改变）。同时，他们也报道了低碳酸血症会导致所有频段范围内相位差的显著增加，增益和相干性的降低。

使用传递函数评估 CA 最常用的参数是 0.1Hz 处的相位差。这其中有两个主要原因：首先，血压和脑血流信号通常在该频率处有较高的功率，使得该频率处的参数较稳健；其次，该频率处的相位角比较大，使受损的自动调节能较容易地被检测到。Birch等（1995）的研究表明，低碳酸血症会增加相位差，而高碳酸血症会降低相位差。

（二）多变量分析

早期的传递函数分析研究表明，增益、相位和相干性会受到血气水平的影响，尤其是 CO_2 的影响。为了将血气对传递函数的影响考虑进去，学者们开始采取多变量分析（multivariate analysis）的方法进行研究。

Peng 等（2008）计算了动脉血压、呼吸末 CO_2、O_2 和脑血流速度之间的多变量传递函数以评估 CA，结果发现多重相干性及增益在低于 0.04Hz 频段处的值远比其他频段高；该结果表明，在单因素分析里，低频处的低相干性主要是受血气水平变化的影响。

Panerai 等（2006）在另一项研究中，将脑血管阻力（即 ABP/CBFV）作为第二个变量，结果显示多重相干性的值非常高，当然其显著性阈值也比较高。使用该参数作为独立变量的有效性仍需进一步验证。

三、非稳态分析

前文所提到的所有分析，都是基于一个假设，即假设 CA 是一个线性的、稳态的系统。最近，学者们开始研究 CA 的时间变化性，一方面为了更好地理解 CA 的本质，另一方面，也为了能够实时跟踪监测不同时间点 CA 的状态。动态自动调节通常是通过评估短期时间序列之间的关系，并利用滑动的时间窗来进行计算的。时间窗的长度通过平衡时间和频率分辨率来决定，以期达到 Gabor 理论限制下可以实现的最大分辨率。

Panerai（2014）的文献综述中列出了可用于非稳态分析（non-stationary analysis）的方法，包括带有滑动窗口的 ARMA 模型、递归最小二乘法、Laguerre-Volterra 网络、小波相位同步和多模态分析等。其文章最后指出，"未来工作的一个关键方向，就是多元时变技术的开发和验证，以期最大限度地减少多变量对非稳态系统的影响。"

（一）时变滤波器

近年来，时变滤波器已被很多学者使用。Liu 等（2010）使用自适应滤波器测量非稳态 ABP/CBFV 相位，发现 CO_2 瞬时增加期间，自动调节是不对称的；Aoi 等（2011）使用集成卡尔曼滤波器，建立了 CA 的非线性数学模型。Noack 等（2007）使用 Wigner-Ville 分布计算了低频段的瞬态传递函数。

（二）最小二乘法

Panerai 等（2000）使用最小二乘法确定呼气末 CO_2、动脉血压以及脑血流速度之间的有限脉冲响应（finite impulse response，FIR）滤波器的相关系数。结果显示，呼气末 CO_2 的波动可以部分解释脑血流速度的变异性。有限脉冲响应滤波器参数的确定，需要长数据段，为了排除行为干扰，动态恢复值使用的是整个数据段的平均值。Liu（2014）等之后又提出了一种多元时变模型，来补偿 $PaCO_2$ 的动态变化，并可实时持续量化动脉血压和脑血流速度的相位差。

（三）小波相位同步

是由 Latka 等于 2005 年提出的一种计算相位角的时间变异性的方法。小波变换用于计算瞬时相位角，同步指数计算公式如下（公式 4-13）。

$$\gamma\,(\,a\,) = <\sin\Delta\varphi>^2 + <\cos\Delta\varphi>^2 \qquad （公式 4-13）$$

公式中<＞表示相位角在进行平均之前已经过小波变换。γ 的范围在 0～1，0 表示均匀的相位分布，1 表示时不变的相位角。使用不同尺度（ a ）的小波，意味着同步指数是尺度（或频率）的函数。如图 4-5 所示，在使用 Morlet 小波变换时，正常被试的同步指数在 0.11Hz 和 0.33Hz 处显示两个峰值。在极低频段，变异性是健康自动调节的固有属性。值得指出的是，同步指数只有在相干性高的情况下才有效。Addison（2015）在最近的一篇利用近红外光谱小波变换评估 CA 的综述中，强调了实时相位监测的重要性。

（四）多模态分析

是基于经验模态分解，将信号分解为固有的模态函数（Huang，

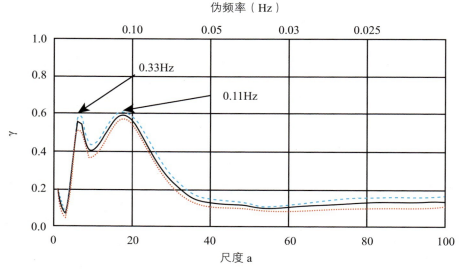

图 4-5　不同尺度 a 的同步指数分布 [经 Latka 等许可转载，（2005）]

1998）。尽管这些模态是简单的振荡模态，但可以描述幅值和频率随时间的变化情况。我们可以用希尔伯特变换来计算每种模式下的时变相位。Novak（2004）的研究显示，高血压和轻微脑卒中患者的相位角要显著低于正常血压受试者。

多模态分析后来被 Hu 等（2008）用在不同的试验人群中。在 Valsalva 试验中，高血压患者和脑卒中患者的相位差显著减小；同时，静息态和 Valsalva 试验期间，受试者的相位差能够维持较高的相关性。在创伤性脑损伤患者中，使用动脉血压和脑灌注压得到的结果高度相关。此外，Hu 等还发现 MMPF（multimodal pressure-flow analysis，多模态压力 - 流量分析，一种非线性分析方法。译者注）方法的重复性优于 ARI。不过，Gommer 等（2010）也指出，多模态和传递函数在预处理、频谱分析、时间变化以及呼吸节律等的影响下，可重复性并不高。

综上，使用非稳态算法，尤其是在使用多参数分析时，可以为我们揭示很多 CA 的有趣特征。未来，CA 的内在非稳态性还有待进一步研究，其中的生理学意义仍是未解之谜。

四、非线性分析

与非稳态模型类似，人们对评估 CA 的非线性行为也很感兴趣。Giller 和 Müller（2003）、Bellapart 和 Fraser（2009）引用了这方面的证据。这种兴趣源自人们在极低频率下发现了低相关数值的驱动。然而，这种分析中最大的困难是难以解释结果（因为非线性系统没有唯一的表示）和理解其生理意义。应该指出的是，非线性时间序列分析是一个非常重要的主题，这里只考虑那些与 CA 直接相关的研究。为了获得更全面的概述，推荐阅读 Kantz 和 Schreiber（2004）的著作。

Panerai 等（1999b）首次对动脉血压和脑血流速度之间的非线性关系进行了研究。作者首先比较了传递函数分析、ARI 和线性 Volterra–Wiener 核心，发现所有这些都给出了等效的结果。然后，他们在 Wiener–Laguerre 表示中添加了二次核心，发现这大大提高了训练数据集模型的准确性；然而，在评估阶跃响应时却几乎没有变化，并且对测试数据集的拟合度不如所有的线性方法。最后一个结果的发现来自于血压自发波动和大腿袖带试验。

Mitsis 等（2002）使用具有快速和慢速动态的 Laguerre–Volterra 网络来模拟 CA。快速分量比慢速分量要大很多，由此产生的脉冲响应显示出下冲并返回基线，这与 Panerai 等（1999b）的观点非常一致，尽管在下冲的时间和幅度上略有不同。这表明，CA 是非线性和非稳态的，在低于 0.1Hz 的特定频带中具有相当大的可变性。这种非线性在低频和中频范围内更加突出，同时增益也降低了。

Mitsis 等（2004）和 Parenai 等（2004）随后将呼气末 CO_2 的影响也包括在内进行了分析，Mitsis 等发现，高于 0.04Hz 时，动脉血压能够解释大部分的变异性；但低于此值时，呼气末 CO_2 波动以及动脉血压与呼气末 CO_2 之间的非线性的相互作用具有相当大的影响。非线性行为主要存在于极低频范围和呼气末 CO_2– CBFV 耦合中，后一种耦合也显示出显著的非平稳性。Parenai 等的研究则比较了传递函数分析、ARI、Wiener–Laguerre 表示和时间滞后循环神经网络，发现结果与前者相类似。作者还估计了正面和负面脉冲响应，得出的结论认为，两者之间的差异表明为非线性行为。后来，Kostoglou 等的一项研究（2014）显示，在高碳酸血症期间相位减低，并发现使用多变量输入降低了 CA 评估的非平稳性。

Mitsis 等（2006）使用下肢负压（low body negative pressure，LBNP）试验评估了动脉血压变化效应和呼气末 CO_2 动力学。在高的下肢负压水平下，线性和非线性 ABP–CBFV 内核的幅度均显著升高，而呼气末 CO_2–CBFV 内核的幅度在下肢负压测试期间下降。在较低频率下，尤其是在高下肢负压水平下，脑血流速度的变异性很大程度上受呼气末 CO_2 的影响。

CA 的评估也提出了可替代的非线性技术。Taylor 等（2014）使用了投影追踪回归（projection pursuit regression，PPR），并结合振荡下肢负压测试来量化动脉血压和脑血流速度之间的非线性关系，结果发现振荡下肢负压随着振荡频率的降低，产生的动脉血压波动较大，但脑血流速度的波动较小。动脉血压和脑血流速度之间的关系在较低频率下非线性特征更为明显，平台区在频率高于 0.05Hz 时消失。应该指出的是，即使在此处研究的最小频率下，平台区域也非常小，约为 10mmHg。

Katura 等（2006）实施了一项基于传递熵的研究，这是一种计算非线性耦合的时间序列度量，还使用条件概率密度函数提供了耦合方向的量化。作者量化了（虽然方法论不明确）动脉血压、心率和 HbO_2 之间不同的双向耦合，并得出结论，心率和动脉血

压中的低频振荡对 HbO_2 低频振荡的贡献约为 10%。这表明低频变异主要归因于大脑内的调节机制，而非全身系统参与的调节过程。

还有许多其他技术，如夹带技术，通过这种技术可以在频率互为谐波的两个振荡之间观察到相位锁定（Zernikow 等，1994）；以及二元自回归谱相干性（Riera 等，2014）。然而，实施这些方法的主要困难是需要非常大量的数据，这在临床环境中非常具有挑战性。

因此，许多研究已经在低频下证明了 CA 的非线性；然而，对大型数据集的要求，以及解释和呈现这些研究结果所涉及的困难，意味着这些技术尚未对该领域产生实质性的影响。

五、总结

从以上综述可以看出，有很多可供选择的分析技术可用于量化 CA。这种丰富的多样性有可能对自动调节提供非常详细的解释，但同时也意味着，该领域因追求不同技术的不同研究组别之间存在着很大的差异，甚至是使用相同研究工具但以不同方式来实现它们（Meel-van den Abeelen 等，2014b)。2009 年，Parenai 发表的一篇综述表明，在某些病理情况下，结果之间存在良好的一致性（如颅脑损伤和颈动脉疾病），但并非所有病理情况（如晕厥患者）都是如此。在此领域中，对特定病理生理学得出结论的困难是显而易见的，这仍然是一个公开的挑战，特别是，需要有清晰的、可重复的，以及适合临床应用的可再现技术，我们将拭目以待。

（熊　丽　刘秀云　译　钟经馨　校）

参考文献

[1] Aaslid R, Lindegaard KF, Sorteberg W, Nornes H (1989) Cerebral autoregulation dynamics in humans. Stroke 20(1):45–52

[2] Addison PS (2015) A review of wavelet transform time-frequency methods for NIRS-based analysis of cerebral autoregulation. IEEE Rev Biomed Eng 8:78–85

[3] Angarita-Jaimes N, Kouchakpour H, Liu J, Panerai RB, Simpson DM (2014) Optimising the assessment of cerebral autoregulation from black box models. Med Eng Phys 36(5):607–612

[4] Aoi MC, Matzuka BJ, Olufsen MS (2011) Toward online, noninvasive, nonlinear assessment of cerebral autoregulation. Conf Proc IEEE Eng Med Biol Soc 2011:2410–2413

[5] Bellapart J, Fraser JF (2009) Transcranial Doppler assessment of cerebral autoregulation. Ultrasound Med Biol 35(6):883–893

[6] Birch AA, Dirnhuber MJ, Hartley-Davies R, Iannotti F, Neil-Dwyer G (1995) Assessment of autoregulation by means of periodic changes in blood pressure. Stroke 26(5):834–837

[7] Brodie FG, Atkins ER, Robinson TG, Panerai RB (2009) Reliability of dynamic cerebral autoregulation measurement using spontaneous fluctuations in blood pressure. Clin Sci (Lond) 116(6):513–520

[8] Chacon M, Nuñez N, Henríquez C, Panerai RB (2008) Unconstrained parameter estimation for assessment of dynamic cerebral autoregulation. Physiol Meas 29(10):1179–1193

[9] Chiu CC, Yeh SJ (2001) Assessment of cerebral autoregulation using time-domain cross-correlation analysis. Comput Biol Med 31(6):471–480

[10] Christ M, Noack F, Schroeder T, Hagmueller A, Koch R, May SA, Morgenstern U, Ragaller M, Steinmeier R (2007) Continuous cerebral autoregulation monitoring by improved cross-correlation analysis: comparison with the cuff deflation test. Intensive Care Med 33 (2):246–254

[11] Czosnyka M, Smielewski P, Kirkpatrick P, Menon DK, Pickard JD (1996) Monitoring of cerebral autoregulation in head-injured patients. Stroke 27(10):1829–1834

[12] Deegan BM, Serrador JM, Nakagawa K, Jones E, Sorond FA, Olaighin G (2011) The effect of blood pressure calibrations and transcranial Doppler signal loss on transfer

function estimates of cerebral autoregulation. Med Eng Phys 33(5):553–562

[13] Diehl RR, Linden D, Lücke D, Berlit P (1998) Spontaneous blood pressure oscillations and cerebral autoregulation. Clin Auton Res 8(1):7–12

[14] Gehalot P, Zhang R, Mathew A, Behbehani K (2005) Efficacy of using mean arterial blood pressure sequence for linear modeling of cerebral autoregulation. Conf Proc IEEE Eng Med Biol Soc 6:5619–5622

[15] Giller CA (1990) The frequency-dependent behavior of cerebral autoregulation. Neurosurgery 27 (3):362–368

[16] Giller CA, Iacopino DG (1997) Use of middle cerebral velocity and blood pressure for the analysis of cerebral autoregulation at various frequencies: the coherence index. Neurol Res 19(6):634–640

[17] Giller CA, Müller M (2003) Linearity and non-linearity in cerebral hemodynamics. Med Eng Phys 25(8):633–646

[18] Gommer ED, Shijaku E, Mess WH, Reulen JP (2010) Dynamic cerebral autoregulation: different signal processing methods without influence on results and reproducibility. Med Biol Eng Comput 48(12):1243–1250

[19] Hu K, Peng CK, Czosnyka M, Zhao P, Novak V (2008) Nonlinear assessment of cerebral autoregulation from spontaneous blood pressure and cerebral blood flow fluctuations. Cardiovasc Eng 8(1):60–71

[20] Huang et al., Proc Royal Soc A, Huang NE, Shen Z, Long S, Wu M, Shih H, Zheng Q, Yen N, Tung C, Liu H (1998) The empirical mode decomposition and Hilbert spectrum for non-linear and non-stationary time series analysis. Proc R Soc Lond A 454:903–995

[21] Jachan M, Reinhard M, Spindeler L, Hetzel A, Schelter B, Timmer J (2009) Parametric versus nonparametric transfer function estimation of cerebral autoregulation from spontaneous blood-pressure oscillations. Cardiovasc Eng 9(2):72–82

[22] Kantz and Schreiber (2004) Nonlinear time series analysis, CUP, 2nd edn.

[23] Katura T, Tanaka N, Obata A, Sato H, Maki A (2006) Quantitative evaluation of interrelations between spontaneous low-frequency oscillations in cerebral hemodynamics and systemic cardiovascular dynamics. Neuroimage 31(4):1592–1600

[24] Kostoglou K, Debert CT, Poulin MJ, Mitsis GD (2014) Nonstationary multivariate modeling of cerebral autoregulation during hypercapnia. Med Eng Phys 36(5):592–600

[25] Latka M, Turalska M, Glaubic-Latka M, Kolodziej W, Latka D, West BJ (2005) Phase dynamics in cerebral autoregulation. Am J Physiol Heart Circ Physiol 289(5):H2272–H2279

[26] Liu Y, Allen R (2002) Analysis of dynamic cerebral autoregulation using an ARX model based on arterial blood pressure and middle cerebral artery velocity simulation. Med Biol Eng Comput 40(5):600–605

[27] Liu Y, Birch AA, Allen R (2003) Dynamic cerebral autoregulation assessment using an ARX model: comparative study using step response and phase shift analysis. Med Eng Phys 25 (8):647–653

[28] Liu J, Simpson MD, Yan J, Allen R (2010) Tracking time-varying cerebral autoregulation

in response to changes in respiratory $PaCO_2$. Physiol Meas 31(10):1291–1307

[29] Liu J, Simpson DM, Kouchakpour H, Panerai RB, Chen J, Gao S, Zhang P, Wu X (2014) Rapid pressure-to-flow dynamics of cerebral autoregulation induced by instantaneous changes of arterial CO_2. Med Eng Phys 36(12):1636–1643

[30] Liu X, Czosnyka M, Donnelly J, Budohoski KP, Varsos GV, Nasr N, Brady KM, Reinhard M, Hutchinson PJ, Smielewski P (2015) Comparison of frequency and time domain methods of assessment of cerebral autoregulation in traumatic brain injury. J Cereb Blood Flow Metab 35 (2):248–256

[31] Meel-van den Abeelen AS, van Beek AH, Slump CH, Panerai RB, Claassen JA (2014) Transfer function analysis for the assessment of cerebral autoregulation using spontaneous oscillations in blood pressure and cerebral blood flow. Med Eng Phys 36(5):563–575

[32] Meel-van den Abeelen AS, Simpson DM, Wang LJ, Slump CH, Zhang R, Tarumi T, Rickards CA, Payne S, Mitsis GD, Kostoglou K, Marmarelis V, Shin D, Tzeng YC, Ainslie PN, Gommer E, Müller M, Dorado AC, Smielewski P, Yelicich B, Puppo C, Liu X, Czosnyka M, Wang CY, Novak V, Panerai RB, Claassen JA (2014) Between-centre variability in transfer function analysis, a widely used method for linear quantification of the dynamic pressure-flow relation: the CARNet study. Med Eng Phys 36(5):620–627

[33] Mitsis GD, Zhang R, Levine BD, Marmarelis VZ (1985) Cerebral hemodynamics during orthostatic stress assessed by nonlinear modeling. J Appl Physiol 101(1):354–366

[34] Mitsis GD, Zhang R, Levine BD, Marmarelis VZ (2002) Modeling of nonlinear physiological systems with fast and slow dynamics. II. Application to cerebral autoregulation. Ann Biomed Eng 30(4):555–565

[35] Mitsis GD, Poulin MJ, Robbins PA, Marmarelis VZ (2004) Nonlinear modeling of the dynamic effects of arterial pressure and CO_2 variations on cerebral blood flow in healthy humans. IEEE Trans Biomed Eng 51(11):1932–1943

[36] Müller MW, Osterreich M (2014) A comparison of dynamic cerebral autoregulation across changes in cerebral blood flow velocity for 200 s. Front Physiol 5:327

[37] Noack F, Christ M, May SA, Steinmeier R, Morgenstern U (2007) Assessment of dynamic changes in cerebral autoregulation. Biomed Tech (Berl) 52(1):31–36

[38] Novak V, Yang AC, Lepicovsky L, Goldberger AL, Lipsitz LA, Peng CK (2004) Multimodal pressure-flow method to assess dynamics of cerebral autoregulation in stroke and hypertension. Biomed Eng Online 3(1):39

[39] Panerai RB (2009) Transcranial Doppler for evaluation of cerebral autoregulation. Clin Auton Res 19(4):197–211

[40] Panerai RB (2014) Nonstationarity of dynamic cerebral autoregulation. Med Eng Phys 36 (5):576–584

[41] Panerai RB, Deverson ST, Mahony P, Hayes P, Evans DH (1999a) Effects of CO_2 on dynamic cerebral autoregulation measurement. Physiol Meas 20(3):265–275

[42] Panerai RB, Dawson SL, Potter JF (1999b) Linear and nonlinear analysis of human dynamic cerebral autoregulation. Am J Physiol 277(3 Pt 2):H1089–H1099

[43] Panerai RB, Simpson DM, Deverson ST, Mahony P, Hayes P, Evans DH (2000) Multivariate dynamic analysis of cerebral blood flow regulation in humans. IEEE Trans Biomed Eng 47 (3):419–423

[44] Panerai RB, Dawson SL, Eames PJ, Potter JF (2001) Cerebral blood flow velocity response to induced and spontaneous sudden changes in arterial blood pressure. Am J Physiol Heart Circ Physiol 280(5):H2162–H2174

[45] Panerai RB, Eames PJ, Potter JF (2003) Variability of time-domain indices of dynamic cerebral autoregulation. Physiol Meas 24(2):367–381

[46] Panerai RB, Chacon M, Pereira R, Evans DH (2004) Neural network modelling of dynamic cerebral autoregulation: assessment and comparison with established methods. Med Eng Phys 26(1):43–52

[47] Panerai RB, Eames PJ, Potter JF (2006) Multiple coherence of cerebral blood flow velocity in humans. Am J Physiol Heart Circ Physiol 291(1):H251–H259

[48] Panerai RB, Sammons EL, Smith SM, Rathbone WE, Bentley S, Potter JF, Samani NJ (2008) Continuous estimates of dynamic cerebral autoregulation: influence of non-invasive arterial blood pressure measurements. Physiol Meas 29(4):497–513

[49] Peng T, Rowley AB, Ainslie PN, Poulin MJ, Payne SJ (2008) Multivariate system identification for cerebral autoregulation. Ann Biomed Eng 36(2):308–320

[50] Riera J, Cabañas F, Serrano JJ, Bravo MC, López-Ortego P, Sánchez L, Madero R, Pellicer A (2014) New time-frequency method for cerebral autoregulation in newborns: predictive capacity for clinical outcomes. J Pediatr 165(5):897–902.e1

[51] Rosengarten B, Kaps M (2002) Peak systolic velocity Doppler index reflects most appropriately the dynamic time course of intact cerebral autoregulation. Cerebrovasc Dis 13(4):230–234

[52] Steinmeier R, Hofmann RP, Bauhuf C, Hübner U, Fahlbusch R (2002a) Continuous cerebral autoregulation monitoring by cross-correlation analysis. J Neurotrauma 19(10):1127–1138

[53] Steinmeier R, Bauhuf C, Hübner U, Hofmann RP, Fahlbusch R (2002b) Continuous cerebral autoregulation monitoring by cross-correlation analysis: evaluation in healthy volunteers. Crit Care Med 30(9):1969–1975

[54] Taylor JA, Tan CO, Hamner JW (2014) Assessing cerebral autoregulation via oscillatory lower body negative pressure and projection pursuit regression. J Vis Exp (94)

[55] Tiecks FP, Lam AM, Aaslid R, Newell DW (1995) Comparison of static and dynamic cerebral autoregulation measurements. Stroke 26(6):1014–1019

[56] Wang SY, Tang MX (2004) Exact confidence interval for magnitude-squared coherence estimates. IEEE Sig Proc Lett 11(3):326–329

[57] Zernikow B, Michel E, Kohlmann G, Steck J, Schmitt RM, Jorch G (1994) Cerebral autoregulation of preterm neonates–a non-linear control system? Arch Dis Child Fetal Neonatal Ed 70(3):F166–F173

[58] Zhang R, Zuckerman JH, Giller CA, Levine BD (1998) Transfer function analysis of dynamic cerebral autoregulation in humans. Am J Physiol 274(1 Pt 2):H233–H241

第5章 临床应用
Clinical Conditions

研究 CA 的一个关键驱动力是希望了解它是如何参与病理生理进程的。一个核心问题是，无论是在床边还是在手术过程中，对患者进行 CA 评估是否具有临床价值，如果有，那如何将这些测量指标纳入到特定患者群体的治疗决策中去。值得欣慰的是，近期的研究非常广泛地探讨了 CA 的临床病理学。因此，与前些年相比，对 CA 病理学有了更多的理解。在本章中，将以临床研究为背景，全面介绍"正常"生理条件和病理状况下的脑血流自动调节。

在开始学习本章之前，我们需要注意的是，在临床背景下测量的 CA 只是一种检测指标，而不是治疗目标，即在不同病理情况下评估 CA 是否受损，而不是对其直接进行治疗。CA 本质上仍然只是疾病或生理功能改变的潜在症状，但它不能直接被校正，相反，应通过其他旨在改善病情的疗法，以其潜在的作用促进 CA 的改善，这将在最后一章里详细讨论。

一、静态自动调节

早期关于 CA 的研究都是在静态基础上进行的，用于探究动脉血压与脑血流量之间的稳态关系。Lassen 等（1959）首次提出动脉血压与脑血流量之间为平台式关系，即动脉血压在

60～150mmHg 范围内变化时，脑血流量基本保持不变，如绪论中图 0-1 所示。尽管文中已经指出，此图表是基于经选择的 7 个不同研究领域的数据所得出的，经过微小调整后的平台也并不是绝对的平直，但动脉血压与脑血流量之间的平台式关系一直被认为是 CA 的根基（Numan 等，2014）。在 Lassen 等的研究中有三点值得注意，一是，尽管研究中动脉血压的上限非常高，但 Lassen 并没有观察到 CA 的上限；二是，在 3-11 项的研究中，对脑血流量的估计惊人的一致，即使测量脑血流量在当时本身是一件非常具有挑战性的工作；最后，这条曲线试图代表人群的平均自动调节曲线，但鉴于受试者的平均动脉压和由此导致的基线条件重置之间的差异，因此，可能很难能被证明（Numan 等，2014）。

1983 年，Heistad 和 Kontos 对 Lassen 研究中使用的数据进行了重新分析，他们排除了预先进行药物治疗的受试者，因为目前已知这些药物会直接影响 CA。结果显示，脑血流量对动脉血压降低的敏感度为 0.2%～0.7%/mmHg，对动脉血压升高的敏感度为 0.7%/mmHg，这与先前的 ABP-CBF（动脉血压 - 脑血流量）平台式关系有很大的差异。甚至脑血流量的变化梯度也小于 Lucas 等（2010）所报道的，Lucas 等使用 TCD 而非 ^{133}Xe 进行记录发现，当使用药物诱导动脉血压升高和降低时，脑血流量的变化梯度均为 0.82%/mmHg。即使在健康受试者中，这种变化也很大，脑血流量变化范围为 0.50%～1.74%/mmHg，但即使动脉血压改变了将近 60%，仍没有观察到偏离线性的情况。

Numan 等（2014）对静态自动调节（static autoregulation）

研究进行了 Meta 分析，强调了控制 $PaCO_2$ 变化的必要性。尽管 CA 很重要，但在文献中只发现了 40 项关于静态自动调节的研究，在图 5–1 中，显示脑血流量与平均动脉压存在函数关系。分析发现，血压下降和升高时，脑血流量的变化梯度分别为（0.82 ± 0.77）%/% 和（0.21 ± 0.47）%/%。在校正了 $PaCO_2$ 变化之后，脑血流量的变化梯度分别为（0.64 ± 1.16）%/% 和（0.39 ± 0.30）%/%。

当然，需要指出的是，这类研究是基于一些人群的反应，在正确的实验条件下对个体受试者进行全面的研究仍有待开展。虽然有一些研究已经对单个受试者在不同血压范围内的反应进行了探索（Schmidt 等，1990），但数据仍然很少。当然，也有可能是每条曲线都有自己的平台区域，多个个体的自动调节曲线聚集，从而产生了类似于图 5–1 所示的趋势，然而，这仍有待于充分的考证。

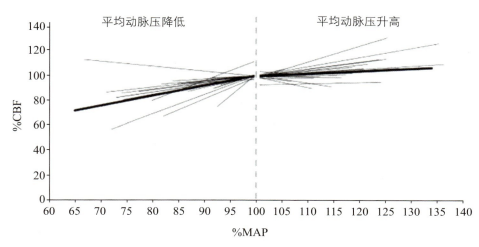

图 5–1 CBF 和 ABP 变化之间的静态关系

经 Numan 等（2014）许可转载

还有一点需要注意的是，所有自动调节的数学模型都是在为数不多的、不同的动物试验中获得的自动调节曲线来进行验证的，这是因为到目前为止，还没有完全确定的人类数据集可用于验证。

二、年龄 / 健身 / 运动

衰老对 CA 的影响在各个年龄段都得到了研究，包括老年人、高龄老人和年轻人。年龄增长会导致老年人脑血流速度的基线下降，但人们普遍认为，成年人的 CA 功能不会随着年龄的增长而发生变化。然而，最近的研究表明，在某些受试者群体中，这些结果存在一些有趣的差异。

Carey 等（2000，2003）首次使用自动调节指数（autoregulation index，ARI）对老年受试者在静息状态下的 CA 进行了研究，发现尽管脑血流速度和压力感受器敏感性在老年受试者中都降低了，但 CA 不受生理性衰老的影响。Yam 等（2005）使用相关系数（correlation coefficient，Mx）对 70 岁以下受试者的研究也证实了这一点。一篇综述在调查了 8 项年龄 > 75 岁的受试者的研究后，也得出了相同的结论，即 CA 在高龄人群中得以维持，而与所使用的评估方法无关（van Beek 等，2008）。

在中老年人群中，高血压患者的静态或动态自动调节均无显著差异（Eames 等，2003）。尽管健康老年受试者在站立期间大脑后动脉供血区域似乎更容易受到灌注减少的影响，但其 CA 与对照组无明显差异（Sorond 等，2005）。同样的，即使进行姿势调整，CA 或者脑血管反应性也不会随着年龄的增长而改变，即便在高龄老人中也是如此（Oudegeest-Sander 等，2014）。

然而，尽管得出了上述结论，有研究却仍然发现了一些更为细微的差别。在 10 年的随访时间内，健康受试者的 CA 降低了（采用 ARI 测量），而相干性在 0.05Hz 时却增加了（Brodie 等，2009）。Ortega-Gutierrez 等（2014）在健康受试者中，也发现了增益（gain）随年龄增长而存在差异的现象。年轻人和老年人对坐姿 - 站立动作的反应在心率上有所不同（但其他频率没有差异）（Narayanan 等，2001）。年龄超过 70 岁的女性受试者与男性受试者相比，其 CA 功能更好，血管反应性更高（Deegan 等，2009）。Wang 等（2005）发现了基于性别的其他差异：在仰卧位时，女性在 0.03～0.10Hz 和 0.22～0.31Hz 频段，表现出更高的相干性（coherence）和增益，而倾斜期间，男性在 0.05～0.26Hz 频段表现出更高的相干性。

健康老年受试者的 $ABP-HbO_2$ 小波相位相干性在某些频段与健康年轻受试者不同；例如，从坐姿到站立的体位改变中，老年人在 0.05～0.15Hz 频段的小波相位相干性较低。然而，由于基线血流值存在差异，所以这并不一定代表老年受试者的 CA 受到损害（Gao 等，2015）。

在儿童中，证据基础要小得多。虽然在七氟醚麻醉期间没有发现儿童和成人之间有与年龄相关的 CA 变化，但该研究是在 2 岁以下到 14 岁的四个年龄组中进行的（Vavilala 等，2003）。有研究指出，在使用大腿袖带试验测量 ARI 时，青少年（12—17 岁）的 ARI 值低于成人（Vavilala 等，2002）。他们发现，尽管年龄较大的儿童有较高的储备下限 (LLR=MAP−LLA) 和自动调节储备 (ARR=LLR/MAP)，但健康儿童的自动调节下限则与年龄无关（Vavilala 等，2003b）。

运动和健身对 CA 的影响也在青年人和老年人群中进行了研究。在健康的年轻人中，尽管心率、动脉血压和 CO_2 都有增加，但渐进式的体育锻炼对 CA 没有影响（Brys 等，2003）。然而，在健康受试者（Ogoh 等，2005）和运动员中（Koch 等，2005），力竭运动会导致相位（phase）暂时的降低。在健康受试者的低氧运动期间，即使脑血流速度维持不变并伴随明显的低碳酸血症，也会导致低频相位的减小，这表明 CA 受损。Ainsle 等（2007a）认为，低碳酸血症所产生的影响（神经源性活动和交感兴奋性增加）似乎可以弥补 CA 的受损。剧烈运动有可能增加血脑屏障的通透性，使得自由基介导的动态自动调节在受损后，不会造成结构性的脑损伤（Bailey 等，2011）。

在老年受试者中，尽管终身锻炼者比健康久坐者的压力反射增益增加了一倍以上，但两组之间的 CA 并没有差异（Aengevaeren 等，1985）。Jeong 等（2014）使用头低位倾斜床在静息状态下进行了测试，发现这种情况也见于久坐和运动的年轻健康受试者中。然而，Lind−Holst 等（2011）发现，尽管恢复率（rate of regulation，RoR）在正常受试者和耐力训练个体中是相同的，但是 CA 的启动在耐力训练个体中发生了延迟。

最后，有研究表明，ARI 在晚上到早晨之间显著减低，同时，脑血管反应性也显著降低，这可能是心血管事件风险在此时增加的一个原因（Ainslie 等，2007b）。

总体而言，随着年龄的增长，CA 似乎得到了很好的保持，尽管有一些细微的变化，以及对姿势变化的反应。对于儿童 CA 的证据目前还不太清楚，虽然这方面也确实取得了一些进展。健身情况对 CA 似乎也没有影响，即使在老年人群中也是如此。运动只有在极端水平上才会导致 CA 受损。

三、妊娠

除了 Oehm 等（2003）的个案报道外，对妊娠人群 CA 的研究直到近期才开展。该病例报告显示，一位产后先兆子痫女性的相位角严重降低，提示 CA 受损。尽管样本量只有一个，但这一发现在其他作者更大规模的研究中得到了重现。

先兆子痫女性的 CA 受损表现为 ARI 减低，但 ARI 和动脉血压之间没有相关性。这可能解释了为什么即使血压没有升高，子痫也会发生的情况（Van Veen 等，2013）。在后续的研究中，Van Veen 等（2015A）也发现了同样的 CA 障碍，即有先兆子痫和慢性高血压孕妇的 ARI 都减低，但对妊娠期高血压和静息状态下的孕妇则没有影响。事实上，与正常受试者相比，孕期（25～28 周）妇女的相位（而不是增益）明显更高（Janzarik 等，2014）。

患有慢性高血压并继发先兆子痫的女性与没有先兆子痫的慢性高血压女性相比，ARI 更低；而对于妊娠期高血压或血压正常但后续发生了先兆子痫的孕妇来说，情况则并非如此（ARI 与正常对照组没有差异，译者注）。因此，目前仍不清楚 ARI 的下降是否与慢性高血压有关（Van Veen 等，2015A）。Janzarik 等（2014）

发现，妊娠期间先兆子痫史与大脑中动脉和大脑后动脉的低相位有关。

有研究发现，患有非血管病性糖尿病或超重孕妇的 CA 并未受损。因此，这些队列中先兆子痫风险的增加可能与 CA 受损无关（Van Veen 等，2015）。显然，先兆子痫受多种因素的影响，尽管有其他的标志物，但孕妇的 CA 受损或许可以作为先兆子痫的一个有用指标。

四、新生儿

值得注意的是，近红外光谱是新生儿 CA 研究应用最为广泛的领域。正如第 2 章所述，这为获取大量信息提供了可能性，但也使得 CA 是否受到影响的解释变得更加复杂。特别是，光学测量参数的任何变化都可以直接归因于 CA 状态的变化，这一结论需要仔细论证，尤其是在使用高级时间序列分析技术时。

例如，Riera 等（2014）使用二元自回归谱观察了动脉血压和组织氧合指数（tissue oxygenation index，TOI）之间的相关性，Greisen（2014）对此进行了评论，他指出，尽管 TOI 已被证明能够反映脑血流量的变化（Caicedo 等，2012），但使用氧合指数而不是脑血流速度，在解释时要格外谨慎，特别是要考虑到分析技术的选择。同样的，在早产儿中，Hbdiff（译者注：脑血管内氧合，即氧合血红蛋白与脱氧血红蛋白之间的差值）和 TOI 类似，也显示出了相似的结果（de Smet 等，2009）。Greisen（2014）在文章中强调了使用这种分析方法需进行长时间记录的必要性，因为已有的研究表明，使用近红外光谱进行 CA 的可靠检测以区分早产儿之间的 CA 状态，需要约几个小时的时间（Hahn 等，2010）。

有研究表明，神经系统健康的足月儿具备 CA 功能（Boylan 等，2000）。因此，对新生儿的研究主要集中于早产儿和高危新生儿的 CA 评估上；而且研究人员也对怀孕期间和产后用药对 CA 的影响进行了研究。

1994 年，Zernikow 等采用 TCD 对早产儿进行了 CA 评估，这是针对早产儿的最早研究之一，他们认为，CA 可能是一个基于频率成分夹带的非线性控制系统。1995 年，Panerai 等（1995）也使用 TCD 进行研究，发现脑血流速度对血压反应的平均相关性可能有助于对早产儿进行分类。其后续的研究显示，在新生儿中，正常的 CA 与 $0.02 \sim 0.10 Hz$ 和 $0.33 \sim 0.49 Hz$ 频段范围内更小的相干值显著相关，并且在 $0.25 \sim 0.43 Hz$ 频段范围内显示出更强的相位响应，以及更小的振幅（Panerai，1998）。同样，使用 TCD 测量的临界关闭压，也被认为可能是区分早产儿 CA 功能正常或受损的潜在指标（Michel 等，1995）。

在神经损伤的高危足月新生儿、早产儿，以及对照组早产儿中，CA 均受到损害（Boylan 等，2000）。Verma 等（2000）在对 62 名健康足月儿和早产儿的研究中发现，CA 强度与胎龄之间存在显著关系（但与 $PaCO_2$ 或出生后的天数无关）。

Menke 等（1997）研究了妊娠 $25 \sim 32$ 周的高危早产婴儿的 CA 功能。频谱分析发现，出生后 24h，脑血流速度和 MBP（平均动脉压）振幅之间的低频相位差约为 $0°$，96h 后显著增加至

55°。作者认为，这表明自主神经中枢在围产期受到抑制，最初的低相位改变可能意味着 CA 受损。

在对极低出生体重婴儿的静态自动调节研究中发现，当 $PaCO_2$ 在 30～40mmHg 范围内时，CA 曲线的斜率接近于零（无统计学差异），但当 $PaCO_2$ 超过这个范围时，CA 就会丧失。因此，作者建议要警惕高碳酸血症，因为这可能使大脑更容易受到损伤（Kaiser 等，2005）。

最近的研究聚焦于采用近红外光谱评估新生儿 CA（Caicedo 等，2011a；Eriksen 等，2015）。不同的近红外光谱指标之间几乎没有差异，这表明一系列此类指标可以用于评估 CA，但是每个指标都需要谨慎解读（Caicedo 等，2011b）。有学者提出了一个相干性的临界分值，可用于区分 CA 正常和受损的婴儿（de Smet 等，2010）。

近红外光谱用于测量早产儿出生后第一天 MAP 与脑氧合指数之间的相干性和增益。研究表明，随着平均动脉压的降低，CA 受损程度增加（尽管这一指标还未成为量化 CA 受损的标准）；然而，Hahn 等（2012）的研究却发现，平均动脉压或 CA 与脑室出血或新生儿死亡率之间均没有显著关系。随后，Papademetriou 等（2012）使用 12 通道近红外光谱对 6 名接受生命支持（ECMO）治疗的婴儿进行了观察，发现 $ABP-HbO_2$ 小波互相关（wavelet cross-correlation，WCC）随着 ECMO 流量的减少而增加；多通道的使用可以评估动态自动调节的区域间差异。

使用拉贝洛尔治疗孕妇高血压疾病会导致新生儿 CA 受损，其通过较高的增益和出生后第一天较低的脉压值来衡量，这种影响在第三天消失（Caicedo 等，2013）。随后的研究证实了此为血管舒张所致（Caicedo 等，2014）。

相反，妊娠期间使用吲哚美辛治疗发热、疼痛、（关节）僵硬和肿胀不会对新生婴儿的 CA 造成影响（Baerts 等，2013）。事实上，对于动脉导管未闭所致血流动力学显著改变的极低出生体重早产儿来说，与手术结扎相比，吲哚美辛治疗后 CA 得到了更好的保护（Chock 等，2012）。在多巴胺治疗的早产儿中，脑血氧饱和度指数（cerebral oximetry index，COx）较低，但尚不清楚多巴胺是否直接影响 CA（Eriksen 等，2014）。

健康足月新生儿 CA 正常，但是新生儿 CA 在许多不同状态下都会受到损害。这种损伤与胎龄和其他神经系统疾病有关，也与母亲在怀孕期间所使用的药物有关。

五、高海拔

众所周知，高海拔会显著影响 CA。第一项关于海拔影响 CA 的研究比较了在海平面和海拔 4243m 的 10 名受试者与 9 名在相同海拔高度的夏尔巴人的 CA。所有的夏尔巴人和大多数受试者都表现出 CA 受损，且受试者之间存在相当大的差异性（Jansen 等，2000）。一项后续研究比较了不同海拔高度对 CA 的影响，生活在海拔 4243 米以上的受试者显示几乎完全受损的 CA，而在海拔 3440 米及以下时，CA 仍然有效。因此，存在一个过渡区域，在这个过程中，血氧饱和度（oxygen saturation，SaO_2）从 93% 左右下降到 88% 左右（Jansen 等，2007）。在海拔较高或急性缺氧的情况下，给予氧气吸入可以改善甚至恢复 CA 功能（Jansen 等，2007；Ainslie 等，2008）。

Cochand 等（2011）发现，在高海拔地区，急性高山病评分显著增加，海平面 ARI 评分与高海拔导致的路易斯湖（the Lake Louise）症和环境症状性脑病（Environmental Symptoms Cerebral Symptoms）评分的增加之间存在负相关关系。他们得出结论，较低的 ARI 基线（通过暂时性诱导低血压的恢复来测量）"可能被认为是急性高山病（acute mountain sickness，AMS）的潜在风险因素"。然而，尚未发现 CA 与急性高山病症状相关（Subudhi 等，2010；Subudhi 等，2015），这表明 CA 的变化与缺氧相关，而与急性高山病无关（Subudhi 等，2014）。

CA 受损与环境适应没有关联，在到达高海拔时及 16 天之后，CA 均会受损（Subudhi 等，2014）。1 个月后的情况也是如此，类似于在海平面急性缺氧的表现（Iwasaki 等，2011）。

最近的一项研究表明，在高海拔时，脑血管系统的自动调节功能在动脉血压小幅度变化时，其强度保持不变（传递函数分析显示 ARI 在此高度无变化）；但在动脉血压大幅度变化时，其强度无法保持（因为大腿袖带试验在此海拔高度显示了 ARI 降低）（Subudhi 等，2015）。然而，这还需要进一步的研究，因为其他研究使用传递函数分析也显示了 CA 的损伤（Ainslie 等，2008）。

最后，一项极端研究调查了健康志愿者在减压舱内模拟到达珠穆朗玛峰过程中大脑自动调节的反应。研究发现，在海拔 8000m 后，瞬时充血反应（压迫颈总动脉时同侧大脑中动脉血流速度降低，译者注）被抑制，表明 CA 可能受损，但同时也发现，健康志愿者们对于此试验的反应其实有很大的差异性（Ter Minassian 等，2001）。

六、糖尿病

关于糖尿病患者 CA 的证据是复杂的，部分原因是患有糖尿病的受试者经常伴随其他病理特征。糖尿病（即血糖水平升高的一组疾病）分为 1 型糖尿病和 2 型糖尿病。1 型糖尿病是由于胰腺中胰岛素分泌不足引起的，而 2 型糖尿病是由于胰岛素抵抗所致，有时也会导致胰岛素的缺乏。2 型糖尿病在临床中更为常见。如果糖尿病控制不佳，可能会导致糖尿病酮症酸中毒，这在 1 型糖尿病患者中更为多见。糖尿病自主神经功能病变是糖尿病最常见的并发症，可以导致血管舒缩功能和心脏迷走神经功能障碍。

1 型糖尿病（type 1 diabetes，T_1D）对 CA 的影响在成人和儿童中均进行了研究。对 T_1D 成人进行的唯一一项研究是使用相关系数测量的，研究发现，CA 受损与自主神经病变有关，并且受损程度随着心血管自主神经病变的严重程度而加重（Nasr 等，2011）。

患有 T_1D 的儿童在糖尿病酮症酸中毒期间，CA 受损（使用 ARI 测量），这种影响会随着时间而减轻（Roberts 等，2006；Ma 等，2014）。而不伴有糖尿病酮症酸中毒的 T_1D 儿童则具有完整的 CA 功能（Ma 等，2014）。糖尿病酮症酸中毒期间发生的脑水肿可能会导致 CA 功能暂时丧失，从而导致脑血流量增加和血管源性脑水肿的发展（Roberts 等，2006）。

对 2 型糖尿病（type 2 diabetes，T_2D）的研究大多得出相同结论：CA 会受到损伤。多模态分析表明，T_2D 患者的特定相位差在很宽的频段内都降低了（Hu 等，2008）。在 0.1Hz 频段时，增益没有相应的变化，但相位差显著降低（Brown 等，2008）。在 T_2D 患者中，无论是在基线，还是在低强度等长握力训练中，恢复率（rate of regulation，RoR）都有所降低，并且在握力训练中 CA 受损更加严重，这些患者在活动期间的脑血管事件风险可能更大（Vianna 等，2015）。Huq 等（2012）的研究则表明，T_2D 患者的动态自动调节不会受损，这是唯一一项得出相反结论的研究，尽管有人明确指出这项研究的效力相对较弱。

有两项没有区分糖尿病类型的研究也得出结论：糖尿病患者的 CA 受损。与正常人相比，糖尿病自主神经病变患者的动脉血压与脑血流速度的相关维度值较高，Lyapunov 指数较低，Kolmogorov 熵值较高。他们认为，CA "在糖尿病患者中更为复杂"，"受损的自动调节将更加混乱，更加不可预测"（Liau 等，2008）。

Mankovsky 等（2003）研究了有心血管自主神经功能病变（伴随和不伴随直立性低血压）和无心血管自主神经功能病变的糖尿病患者（T_1D 或 T_2D）在站立位时的自动调节功能。站立 1min 后，有心血管自主神经功能病变且伴有直立性低血压的患者，脑血流速度显著下降；而无心血管自主神经功能病变的患者，或者虽有心血管自主神经功能病变但不伴有直立性低血压的患者，其脑血流速度均没有变化，对照组脑血流速度略有下降。有心血管自主神经功能病变且伴随直立性低血压的糖尿病患者，其脑血流速度的"不稳定性"表明 CA 受损。

因此，糖尿病患者 CA 受损的证据相当充分，T_2D 患者 CA 受损更为显著，T_1D 患者仅在伴有糖尿病酮症酸中毒时 CA 受损，但应该注意的是，T_1D 的证据基础比 T_2D 的稍弱。

七、阻塞性睡眠呼吸暂停综合征

阻塞性睡眠呼吸暂停综合征（obstructive sleep apnoea syndrome，OSAS）对 CA 影响的研究屈指可数。这种综合征主要表现为上呼吸道阻塞引起的持续数十秒的呼吸暂停，其产生的影响可能包括高血压、注意力不集中和白天嗜睡。呼吸暂停会导致周期性低氧 – 高碳酸血症发作，并可能导致低灌注。在患有长期 OSAS 的极端病例中，患者的灰质会受损（Urbano 等，2008）。最近有学者针对 OSAS 对脑功能和 CA 的影响进行了综述（Torabi–Nami 等，2015）。

研究表明，OSAS 受试者的 CA 受损，其损伤与 OSAS 的严重程度相关（Nasr 等，2009）。此外，Urbano 等（2008）还发现 OSAS 患者的基线脑血流速度和血氧饱和度均降低，血压下降的恢复率也较低。如同海拔高度对 CA 影响的研究一样，这种损害似乎是由缺氧/高碳酸血症引起的。

在最大限度呼吸暂停期间，使用相位同步分析进行测量，显示即使是训练有素的潜水员在最大限度自主呼吸暂停时，也会出现动态自动调节功能障碍（Cross 等，2014）。与上述结论相似，这种效应与潮气末 CO_2 的变化有关。

八、直立性低血压 / 自主神经功能减退

有许多情况与整体自身调节反应减弱有关，为了方便起见，在此一并叙述。其中最常见的是直立性（或体位性）低血压，是在由坐位或卧位转变为站立位时的低血压反应。同样，体位性心动过速综合征表现为站立时心率的异常增加。虽然这些症状本身并不严重，但它们会导致头晕、晕厥，甚至跌倒而致受伤。血管迷走性晕厥是由于触发了某种触发反应而导致晕厥的结果。

颈动脉窦高敏综合征（carotid sinus hypersensitivity，CSH）是指颈动脉窦压力感受器受刺激所导致的头晕或晕厥综合征。自主神经功能病变（或自主功能障碍）是一种更严重的情况，是指支配人体内脏活动的自主神经功能受损。单纯自主神经功能减退是自主神经系统的退行性疾病。所有这些情况都以某种方式使自主神经反应受损，因此在此一并考虑。应该注意的是，它们确实涵盖了广泛的疾病范围。

在直立倾斜试验中，直立性低血压患者的 CA 丧失（Khandelwal 等，2011），但在老年患者中却发现了不同的反应（Wollner 等，1979）。对体位性心动过速综合征患者 CA 的研究表明，在直立 – 倾斜试验中，受试者的静态和动态自动调节都受损（Ocon 等，2009a）。但另一项研究却发现，体位性心动过速综合征患者在直立 – 倾斜试验中的 CA 与正常对照组没有差异，尽管这两项研究使用的分析方法有所不同（Schondorf 等，2005）。

Ohashi 等（1991）的研究表明，自主神经功能障碍不会影响 CA，但是 Lagi 等（1994）和 Blaber 等（1997）分别使用不同的

方法却都得出了与之相反的结论，即自主神经功能减退的受试者 CA 会受到损伤。前一项研究是通过下肢反应性充血导致低血压反应进行测量的；后一项研究采用直立－倾斜试验，用传递函数分析，结果显示相位角（phase angle）不变，但增益较高，且随倾斜角度的增加而降低。

在对多系统萎缩患者的研究中发现，相位角在 $0.07\sim0.2Hz$ 范围内更大，但站立时脑血管阻力指数未发生改变，表明 CA 得以保留（Pavy-Le Traon 等，2006），这与 Hetzel 等在 2003 年的研究结果一致。在家族性淀粉样变性多发性神经病（familial amyloidotic polyneuropathy，FAP）患者中，使用 Valsalva 动作进行测试，显示 ARI 响应较小，表明此类患者的动态自动调节受损（Castro 等，2014）。

对恶性高血压患者在使用硝普钠期间和相位角为 $0.1Hz$ 的情况下分别测量发现，其静态和动态自动调节均受损（Immink 等，2004）。在直立不耐受（但不是直立性低血压或体位性心动过速）患者中，尽管在直立－倾斜试验中血管收缩功能与正常受试者相同，但倾斜期间和倾斜后的血管舒张功能均受损，这表明与正常受试者相比，立位耐受不良患者的血管收缩时间延长（Lin 等，2011）。有学者指出，直立不耐受患者对 CA 的反应表现出不同程度的变化，一些患者显示 CA 受损，而另一些患者的 CA 则正常（Schondorf 等，2001a）。

对年轻的血管迷走性晕厥患者进行直立－倾斜试验过程中发现，晕厥前 2min 时，患者的相位同步指数迅速下降，而在晕厥期间和恢复仰卧位后不久，相位同步指数急剧上升，并保持在较高水平。因此，Ocon 等（2009b）认为，尽管相位同步指数与 CA 的关系尚不完全清楚，但似乎存在对 CA 的动态响应。在神经介导性晕厥患者中，当使用传递函数分析和直立 – 倾斜试验测量时，CA 得以保留，且与直立不耐受程度无关（Schondorf 等，2001b）。

Franco Folino（2007）回顾了晕厥患者的 CA，包括直立性和神经介导性晕厥。在某些情况下，特别是神经介导性晕厥，CA 可能对机体是有害的，因为它与"悖论效应"有关，这种效应会引起血压下降时脑血管阻力的增加（通常情况下，血压下降时血管阻力也随之降低），从而导致了脑血流量的大幅降低。脑血管收缩参与神经介导性晕厥证实了其复杂性，也有待进一步研究和澄清（Folino，2006）。联合使用直立 – 倾斜试验和下肢负压试验进行测量时，发现体位相关性晕厥患者的静态自动调节受损（Claydon 等，2003）。

颈动脉窦高敏综合征（carotid sinus hypersensitivity, CSH）是一组与晕厥相关的疾病。研究证明，症状性颈动脉窦高敏综合征患者的 CA 受损，而无症状者的 CA 则正常（在下肢负压测试期间测量）（Tan 等，2014）。通过下肢负压试验诱导低血压的研究证明，颈动脉窦高敏综合征患者的 CA 也会发生改变（Parry 等，2006）。

为了量化健康受试者在晕厥状态下 CA 的反应，进行了许多研究。例如，Zhang 等（1998）通过最大限度的下肢负压试验，研究了健康受试者晕厥前在立位应激条件下的 CA，发现平均动脉压保持相对稳定，而脑血流速度持续下降。下肢负压在较高水平时，低频功率和高频功率在压力和速度上均显著增加，同时传递函数的增益也增加，表明在下肢负压较高水平时，CA 受损，这可能导致了先兆晕厥的发展。

当健康受试者在立位应激至晕厥前期间进行测量时，发现大脑中动脉和椎动脉之间的 CA 没有显著差异（采用 TCD 测量大脑中动脉和椎动脉的血流速度），这暗示着先兆晕厥症状相关的后循环低灌注可能与 CA 无关（Deegan 等，2010）。在头低位倾斜时，健康受试者的 CA 也没有受到影响（Cooke 等，2003）。

在下肢负压试验期间，即使持续性、中枢性低血容量导致了脑血流速度下降，但发生短暂性全身性低血压时，CA 仍得以保留。因此，有学者认为，保留 CA 功能是预防直立性晕厥的关键（Guo 等，2006）。

在本节的最后，简要介绍重力对 CA 的影响。短期飞行的宇航员的 CA 得以保留，甚至显示出改善的迹象（尽管这项研究受到小样本量的限制）（Iwasaki 等，2007）。采用轻度脱水以模拟微重力效应的研究显示，受试者的 CA 也得到改善（Ogawa 等，2009），这与之前的一项研究一致，该研究表明，在航天飞行期间和着陆之后，宇航员的自动调节功能得以增强。Serrador 等（2001）发现，在健康志愿者中，暴露于急性超重力（+3GX 和 +3GZ）情境下会导致 CA 曲线向左移动[①]，这可能是由于前庭激活

---

① 译者注：GX 为沿着鼻枕轴或身体的前后轴进行加速度；GZ 为沿着身体的纵向或头 - 脚轴进行加速度。Serrador 等团队对 14 名健康志愿者在离心（+3GX 或 +3GZ）30min 后，分别在仰卧位及头部向上倾斜 80° 时，测量了眼压、潮气末二氧化碳分压、大脑中动脉平均血流速度、脑血管阻力和动态脑血流自动调节指标 - 增益，以确定沿身体纵向或轴向加速度后发生的脑低灌注是否对随后的脑血管调控和直立耐受产生影响。

（在 GX 条件下）或脑灌注压适应性降低（在 GZ 条件下）所致。

总而言之，即使在健康群体中，也有一个直立应激反应的临界点，并以此作为 CA 开始受损的阈值。对于立位应激能力下降的患者，该临界点也会随之降低，当血压越过该"安全阀"，自动调节能力将不能维持脑血流量的恒定。

九、血管狭窄

血管狭窄，即导致血管阻力增加的血管管腔的异常变窄，通常在颈动脉中发现，尤其颈内动脉和颈外动脉的分叉处是斑块形成的好发部位。血管狭窄是缺血性卒中的一个重要危险因素，因为斑块的碎片脱落会导致远端血管栓塞。在有症状或无症状的颈动脉狭窄或闭塞患者中，血管舒缩反应性降低也是卒中和短暂性脑缺血发作的危险因素（Diehl，2002）。

许多研究对脑动脉狭窄患者的 CA 进行了探索。由于狭窄程度差异很大，因此这也作为评估 CA 的关键参数之一。治疗颈动脉狭窄最常用的方法是颈动脉内膜切除术（carotid endarterectomy，CEA）和颈动脉支架置入术（carotid artery stenting，CAS），术后必须谨慎调控血压以避免过度灌注，而 CA 受损可能会导致随后潜在的严重脑缺血的发生（Kitagawa，2010）。

早期的研究表明，在颈内动脉极重度狭窄或闭塞患者中，其同侧大脑中动脉的 ARI 值，与那些具有正常血管反应性的血管相比存在显著差异（Tiecks 等，1996）。与颈动脉非狭窄侧的大脑中动脉相比，患侧大脑中动脉的 ARI 显著降低，并在颈动脉内膜切除术后恢复正常（White and Markus，1997）。直立－倾斜试验显示，与脑血流储备功能正常的对照组相比，单侧颈动脉病变患者的脑血流速度下降幅度明显较小，提示针对缺血的自动调节保护功能可能会抑制血管的收缩（Stoll 等，1999）。

Reinhard 和他的同事们随后进行了一系列研究，调查了颈动脉重度狭窄患者的 CA 功能。采用 Valsalva 动作和深呼吸的方法表明，颈动脉重度狭窄患者的同侧大脑中动脉的相位角显著减小（Reinhard 等，2001a），利用 Mueller 动作的研究显示，患侧大脑中动脉的恢复率指标（rate of regulation index，mROR）、相位差和 CO_2 反应性均严重降低，并且 mROR 的降低与相位差和 CO_2 反应性的降低显著相关（Reinhard 等，2001b）。

在颈动脉重度狭窄或闭塞患者中，采用传递函数分析的结果显示，自发振荡和深呼吸诱发振荡之间的相位一致性较差，增益一致性中等；从深呼吸诱发振荡中提取的相位具有更高的可重复性（Reinhard 等，2003a）。单侧颈动脉重度狭窄（> 70%）患者同侧半球的 Mx（表示平均动脉压和脑血流速度振荡之间的相关性，译者注）和 Dx（表示舒张压和脑血流速度振荡之间的相关性，译者注）显著增高，并且随狭窄程度增加而增高。在有症状的颈动脉狭窄或闭塞患者中，传递函数分析结果和 CO_2 反应性都明显较差（Reinhard 等，2003b）。在一部分无症状的颈动脉重度狭窄（> 70%）患者中，仅血管反应性受损，这表明自动调节和血管反应性的评估可能有助于对患者进行危险分层（Engelhardt 等，2004）。

侧支循环对颈动脉重度狭窄或闭塞患者有着非常重要的作用。

依据侧支开放的方式可将患者分为三种类型，通过初级和次级侧支途径自发激活的侧支（Ⅰ型和Ⅱ型），以及前述侧支通路存在功能性狭窄的侧支（Ⅲ型）。Ⅰ型患者的 CA 未受损，Ⅱ型患者的相位角减小，Ⅲ型患者的 CA 受损最为严重。在临床中，有症状者在Ⅱ型和Ⅲ型侧支循环的患者中比例较高。狭窄程度对患者 CA 的区分似乎并不明显，尽管有研究表明，在双侧颈动脉狭窄程度为 75%～89% 的患者中，其 CA 功能可以维持，但双侧颈动脉严重狭窄或闭塞（90%～100%）的患者则不能。而那些同侧颈动脉重度狭窄或闭塞（90%～100%）同时伴有对侧颈动脉狭窄（75%～89%）的患者，其同侧的相位角明显减低（Reinhard 等，2003c）。

有研究表明，血管再通可恢复单侧重度狭窄患者的 CA 功能（Reinhard 等，2004）。血管再通前，患侧的所有相关系数和传递函数参数均显示 CA 较对侧明显受损。再通后（动脉内膜切除术和支架置入术），相位、Dx 和 Mx 均显示 CA 的早期正常化，且改善程度与再通前 CA 的损伤程度显著相关。与患者 CA 的早期正常化相比，随访期间患者的 CA 没有明显改变。颈内动脉闭塞患者的动态自动调节很少随着时间的推移而改善，这表明 CA 在很大程度上是稳定的，不会在短时间内改善，这可能有助于选择最佳的手术时机（Reinhard 等，2011）。基于动脉血压的 aMx（译者注：动态自动调节指数）测量，在中度和重度颈动脉狭窄患者中，颈动脉支架置入术可改善患侧的 CA，但对于对侧则没有影响（Tang 等，2008）。

有研究调查了其他动脉病变对 CA 的影响，其中一条血管狭窄可能会影响另一条血管 CA 相关指标的测量。在双侧椎动脉重度狭窄病变患者中，动态自动调节受到不同程度的损害（Haubrich 等，2005）。大脑中动脉狭窄患者的动态自动调节受损，在狭窄程度较高的患者中 ARI 较低，尤其是侧支代偿不足的患者；在大脑中动脉血管成形术后，ARI 显著增加（Gong 等，2006）。在大脑中动脉中度狭窄（≥50%）患者中，恢复率、相位和脑血管反应性显著降低，且这三项指标均与狭窄程度显著相关（Chen 等，2014）。

虽然基底动脉狭窄患者的相位差和增益与对照组相比无显著变化（以大脑中动脉作为对照组），但在基底动脉重度狭窄（≥70%狭窄）患者中，大脑后动脉的相位角显著降低；大脑后动脉的增益在基底动脉中度狭窄（50%～69%狭窄）患者中增加，在基底动脉重度狭窄患者中降低（Gong 等，2013）。

动脉自旋标记（arterial spin-labeling，ASL）磁共振成像（MRI）也被用于量化空间血管反应性，用于测量症状性颈内动脉狭窄患者服用乙酰唑胺后脑血流量的变化。症状性颈内动脉狭窄患者血流区域的血管反应性较对照组低，而无症状性颈内动脉狭窄患者相关区域的血管反应性与对照组相比无显著差异（Bokkers 等，2010）。神经血管耦合在大脑后动脉狭窄（>50%）的患者中不受影响（Fritzsch 等，2010）。

最近，有研究使用多通道近红外光谱对颈动脉重度狭窄或闭塞患者 CA 的空间映射进行了研究，结果显示在 0.1Hz 时，动脉血压和 HbO_2 之间的相位角存在着侧向显著差异（Reinhard 等，2014）。

Kitagawa 等（2010）研究了颈动脉狭窄患者压力感受器敏感性（baroreceptor sensitivity，BRS）和 CA 之间的关系。在接受颈动脉内膜切除术的重度狭窄患者中，受损的 BRS 在术后不会改善，而受损的 CA 在术后明显改善，并且独立于脑血流速度的变化（Mense 等，2010）。Nasr 等（2014）指出，单侧动脉粥样硬化性颈动脉狭窄或闭塞患者的 CA 和 BRS 之间存在反比关系，并提出这可能是由于交感神经活动的增加所致，因此，需要针对性地改善这部分人群的 BRS。有学者认为，颈内动脉重度狭窄或闭塞患者的血管舒缩反应性降低与大脑网络的微观结构和功能关联性降低有关，这或许是重度狭窄或闭塞导致认知能力下降的一种机制（Avirame 等，2015）。

在血管狭窄患者中，狭窄程度和侧支循环都起着重要的作用。血管再通可以恢复其自动调节功能，但是压力感受器的作用尚不完全清楚。

十、痴呆

与其他脑血管疾病的研究相比，对痴呆患者 CA 的研究相对较少。同样，对轻度认知障碍（mild cognitive impairment，MCI）患者 CA 的理解仍然不足。然而，考虑到痴呆在成年人群中的患病率越来越高，能够更好地预测轻度认知障碍患者发展为阿尔茨海默病（Alzheimer's disease，AD）的方法具有相当大的临床价值。

AD 的早期研究发现，在动物模型中显示了 CA 受损，但对患者的临床研究似乎表明 CA 没有损害（Claassen 和 Zhang，2011）。然而，随后的研究显示，AD 患者的脑血管功能发生了显著的变化。与轻度认知障碍患者和正常对照组相比，虽然 AD 患者的 CA 参数无显著差异，但脑血管阻力（cerebrovascular resistance，CVR）均有所增加（Gommer 等，2012）。因此，作者提出脑血管阻力可能对轻度认知障碍患者发展为 AD 有预测价值，但这还有待进一步的验证。

相比之下，den Abeelen 等（2014）使用坐 – 立位试验进行评估，未发现轻至中度 AD 患者的脑血管阻力显著增加；然而，他们确实发现站立时脑血流速度相对明显增加，并归因于 CA 受损。轻度认知障碍患者的基线脑组织氧合低于对照组，但传递函数分析显示增益或相位没有变化（Tarumi 等，2014）。在轻度认知障碍患者中，发现较低的延迟回忆得分与脑组织氧合的较大振荡以及脑组织氧合与脑血流速度之间较高的传递函数增益相关，这表明，轻度认知障碍的严重程度确实与脑血管功能的变化有关，即使这还没有通过 CA 指标显示出来。

最近的一项研究调查了非痴呆症的老年受试者，结果显示 CA 降低（通过 0.1Hz 的相位角测量）与淀粉样蛋白沉积增加和白质高信号体积增加有关，而后两者也相互呈正相关（Brickman 等，2015）。

因此，有强有力的证据表明，轻度认知障碍患者和 AD 患者的脑血管功能都有变化，这些变化与临床状态之间存在一定的相关性；然而，CA 发生变化的证据要弱得多。这些研究确实开启了使用脑血管指标作为 AD 进展标志物的可能性，对此类人群的进一步研究，或许对疾病认识的提高和开发临床应用工具方面具有很高的价值。

十一、麻醉药和其他药物

手术监测的需求以及确保术中持续的脑灌注，意味着麻醉药对于 CA 的影响已经引起了人们的兴趣，因为任何损伤都可能使大脑在手术过程中更容易受到血压变化的影响。例如，Jobes 等（1975）的一项非常早期的基于人群的研究表明，吗啡 - 氧化亚氮麻醉对正常受试者的 CA 没有显著影响。还有研究认为，静态 TCD 测量是最稳健的（Dagal 和 Lam，2009）。

Strebel 等（1995）在大腿袖带试验中发现，异氟醚和地氟醚在 1.5 最低肺泡浓度（minimum alveolar concentration，MAC）时会损害静态和动态自动调节功能，但异丙酚在任何剂量下都不会影响 CA。给患者输注异丙酚麻醉后再加入 50% 的氧化亚氮，对 CA 没有额外的影响（Harrison 等，2002）。Bedforth 等（2001）报道，地氟醚在 1.5MAC 时导致 CA 几乎完全丧失。七氟醚在 2.0MAC 麻醉期间能维持 CA，但在 1.0MAC 当量麻醉期间则无法维持（Endoh 等，2001a）。健康人在 0.5MAC 的七氟醚和小剂量瑞芬太尼下，CA 和 CO_2 反应性都能维持（Rozet 等，2006）。在儿童中，当使用高达 1.5MAC 的七氟醚麻醉时，CA 保持不变（Wong 等，2006）。在接受非颅内神经外科手术的受试者中，七氟醚麻醉比异氟醚麻醉能更好地保留动态自动调节功能（Summors 等，1999）。

Tibble 等（2001）发现，受试者在 0.5 和 1.5MAC 地氟醚条件下，对短暂充血反应和去氧肾上腺素反应会给出相同的响应。使用异丙酚和七氟醚麻醉，会导致显著损害 CA 所需的 $PaCO_2$ 阈值有显著差异（McCulloch 等，2000）。

关于其他药物对 CA 作用的研究相对较少，这里简要进行总结。Endoh 等（2000）报道，根据动态恢复率（dRoR）的测量，正常成人受试者在尼卡地平诱导的低血压期间 CA 受损。Endoh 等（2001b）认为，CA 不受硝酸甘油或前列腺素 E_1 的影响。Ogawa 等（2008）通过 RoR 和传递函数分析发现，右美托咪定会导致 CA 受损：由于右美托咪定通常用于血液循环受损的患者，所以它可能会进一步损害大脑对血压下降的反应。他们还发现，对使用咪达唑仑用于镇静的健康年轻男性来说，氟马西尼不能逆转其导致的传递函数增益的下降（Ogawa 等，2015）。

十二、心脏骤停和手术

继上文后，在接受体外循环（cardiopulmonary bypass，CPB）的患者中也进行了大量 CA 的研究，因为需要对这类患者进行仔细地监测，以确保在手术过程中大脑能得到充分的持续灌注。在体外循环期间，将 CA 指标纳入血压管理可能有助于改善患者的预后（Ono 等，2014）。例如，Hori 等（2014）发现，在体外循环过程中，动脉血压超过自动调节上限与术后谵妄有关。

在亚低温体外循环后，静态和动态自动调节均可以维持（Preisman 等，2005）。在常温体外循环期间，CA（通过增益、相位和 ARI 评估）在正常血碳酸和低碳酸血症中也可以维持，但在高碳酸血症中不能维持（ŠEverdija 等，2015a）。在接受常温体外循环的患者中，血液稀释至 < 28% 血细胞比容并伴有高碳酸血症时，也可以降低 ARI（这在正常血碳酸或低碳酸血症患者中没有发现）（ŠEverdija 等，2015b）。当 $PaCO_2$ 维持在大约 40mmHg 时，CA 功能保持得更好（Murkin 等，1987）。

已有的研究表明，约 20% 的体外循环患者伴有 CA 受损。多因素 Logistic 回归分析显示，体外循环期间，平均时间脑氧合指数、男性、$PaCO_2$、脑血流速度和术前使用阿司匹林均与 CA 受损独立相关。而 CA 受损的患者更容易发生围术期卒中（Ono 等，2012）。也有研究表明，载脂蛋白 E（apoE）基因型并不影响静态自动调节（Ti 等，2001）。糖尿病患者在体外循环过程中，CA 功能丧失（Croughwell，1990）。而年龄对体外循环患者的静态自动调节没有影响，认知改变也与 CA 无关（Newman 等，1994）。

近红外光谱（near infra-red spectroscopy，NIRS）已被用于许多此类研究。在体外循环患者中，使用 TCD 和近红外光谱测量的 CA 指标显示出相关性和良好的一致性（Ono 等，2013）。同时接受颈动脉内膜切除术（CEA）和心脏手术的患者，其术前的脑氧合指数高于仅行 CEA 的患者或仅有狭窄的患者，表明这一指标在选择 CEA 患者以及术中对患者进行个性化管理方面具有潜在的价值（Hori 等，2015a）。同样，在接受体外循环心脏手术的患者中，那些狭窄 / 闭塞但 CA 正常的患者没有增加卒中的风险，但那些狭窄 / 闭塞同时伴有 CA 储备功能枯竭的患者确实增加了卒中的风险（Schoof 等，2007）。

有学者使用 TCD 和近红外光谱研究了体外循环过程中 CA 的限度（Joshi 等，2012）。自动调节下限的值范围很大，在体外循环期间很难估计此值。在一些 CA 功能完整的体外循环患者中，有研究发现了脑血氧饱和度的矛盾反应，即动脉血压下降时，脑血氧饱和度升高（Moerman 等，2015）。

有少量研究对心脏骤停时的 CA 功能进行了评估。Nishizawa 和 Kudoh（1996）的一项早期研究尽管样本量很小，但发现心脏骤停复苏后，患者的 CA 受损。Sundgreen 等（2001）在一项类似的研究中也发现，该人群中的大多数人存在 CA 受损或右移。在治疗性低温期间，约 1/3 的心脏骤停后的患者 CA 受到干扰。根据脑氧合指数计算，出现 CA 紊乱患者的最佳动脉血压要高于未出现 CA 紊乱的患者。研究发现，与任何固定的平均动脉压目标下的时间百分比相比，氧合指数预测下的最佳动脉血压时间百分比对死亡率有更好的预测价值（Ameloot 等，2015）。在胸主动脉修补术中，低温循环停止程序术后，患者的 CA 明显改变（Neri 等，2004）。

十三、卒中

卒中通常分为两种亚型：缺血性卒中和出血性卒中。缺血性卒中在临床中更为常见，是由于大脑的供血血管堵塞，导致脑组织的缺血缺氧；而出血性卒中是由于血管破裂，导致脑内血液淤积和颅内压的升高。虽然卒中后存活率较高，但与卒中相关的残疾水平也很高，需要在很长一段时间内进行康复训练和适应性生活，而这需要耗费大量的资源。

早在 20 世纪 70 年代，就有学者对卒中患者的 CA 进行了研究，结果表明，CA 受血管自主神经支配的影响，α- 肾上腺素能和 β- 肾上腺素能阻滞都在卒中患者中发挥了作用（Fujishima，1971；Meyer 等，1973；Meyer 等，1974）。研究发现，脑血管的（静态）自动调节功能受损，当脑灌注压增加时，由于血管收缩张力的增加，脑血管收缩能力得到改善。脑灌注压的降低会导致 CA 不变或者恶化（Meyer 等，1974）。

在评估卒中患者 CA 时，遇到的挑战之一是脑组织可能在许多不同的时间尺度上对梗死做出反应，一些组织能在几分钟内做出反应，而另一些组织可能在几小时或几天内才做出反应，这取决于缺血的严重程度和持续时间，也使得卒中受试者成为一类具有高度异质性的人群，在对研究内和各研究间受试者的自动调节反应进行比较时，CA 评估的时机就显得非常重要了。这种评估时机的差异导致了早期文献中一些看似矛盾的报道，而随着人们对此认识的增加，以及对卒中患者时间变异性和空间异质性的研究，将有助于在最近发表的研究中澄清这一点。

（一）缺血性卒中

值得注意的是，即使在缺血性卒中这一分类中，也有五个亚型（TOAST 分型）：大动脉粥样硬化型、心源性栓塞、小血管闭塞型、其他已确定病因的卒中，以及病因不明的卒中（Adams 等，1993）。缺血性卒中人群具有高度的异质性，这很可能导致在没有明确分层的亚型人群研究中得出不同的结论。

对急性缺血性卒中（acute ischaemic stroke，AIS）的早期研究发现，通过手握力和大腿袖带试验评估脑血流调节指数（autoregulation index，ARI），在发病96h内，急性缺血性卒中患者全脑的动态（而非静态）自动调节整体受损（Dawson等，2000）。Eames等（2002）用自发的瞬时升压和降压刺激来评估ARI，发现在急性缺血性卒中受试者中，整体的动态自动调节受损。尽管压力感受器敏感度（baroreceptor sensitivity，BRS）降低，但两个大脑半球之间没有发现差异。在一组缺血性卒中患者中，使用ARI对其动态自动调节进行评估，并且使用大腿袖带试验对其静态自动调节进行评估，也发现了这种动态（而不是静态）自动调节功能的损害，无论是在发病96h内，还是在7~14天后。Dawson等（2003）发现，急性缺血性卒中患者对侧和同侧大脑半球CA都有改变，与既往的降压治疗、血压、年龄或卒中类型均无关。在卒中后受试者中，不同的最大相关强度（通过瞬时ABP-CBFV相位角之间的互相关联测量）也显示出动态自动调节受损（Chen等，2006）。

然而，对不同卒中亚型的分析显示，各亚型在自动调节方面存在差异。Immink等（2005）采用相位角分析的结果显示，在大脑中动脉供血区域大面积缺血性卒中患者中，患侧大脑半球的动态自动调节受损；而在腔隙性脑梗死患者中，双侧大脑半球的动态自动调节都受损。Gommer等（2008）的研究发现，在腔隙性卒中患者中，相位角和血管反应性是不相关的。在大脑中动脉供血区域的大面积卒中患者中，患侧和对侧大脑半球之间的静态自动调节存在差异（Schwarz等，2002）。

不同的预后也与卒中后 CA 的变化有关：通过测量相关系数和相位角发现，预后不良的受试者在急性缺血性卒中发病后的前5 天显示出 CA 功能恶化，患侧的相位低于对侧；而 r-tPA 溶栓后预后良好的患者，CA 功能得以保留（Reinhard 等，2008）。在接受中度低温治疗的急性缺血性卒中患者中，alpha-stat（α 稳态）用于维持 pH，其静态自动调节是完整的（Georgiadis 等，2002）。

对卒中严重程度的分析表明，在轻型卒中患者中，调整协变量（包括同侧颈动脉狭窄）后，使用 ARI 测量的双侧大脑半球的 CA 似乎没有受损（Atkins 等，2010）。Reinhard 等（2005）在评估一组大脑中动脉供血区域早期轻度卒中患者时，采用相关系数和传递函数分析时也发现 CA 并未受损，可能与每个参与完成这项研究的患者都有良好的临床结局有关。同样的，在短暂性脑缺血发作（transient ischemic attack，TIA）患者中也没有发现 ARI 减少（Atkins 等，2010）。

Aries 等（2010）的综述发现，有 23 项卒中患者的 CA 研究是采用 TCD 进行测量的。尽管考虑到由于不同研究的局限性，得出结论存在困难，但作者仍然认为，即使是轻微的卒中，两个半球的 CA 也普遍受损。CA 在卒中后的前 5 天恶化，然后在接下来的 5 个月内恢复。CA 受损与神经功能恶化、需要进行减压手术以及预后不良相关。

随后的研究更详细地观察了卒中后 CA 随时间的演变，以及其他亚型和治疗的作用。卒中发病后 48h 至 5～7 天发现相关系数升高，表明 CA 功能恶化，患侧相关系数增加的程度更明显。更严重的卒中与同侧相关系数值的增加以及较低的相位角有关，因

此，随着 CA 受损日益增加，临床预后也会越来越差。Reinhard
等（2012a）发现，在卒中发病后的几天内，CA 受损的情况不但
会恶化，还会蔓延至对侧。然而，Saeed 等（2013）的研究却发现，
急性缺血性卒中患者的双侧大脑半球之间没有差异，与年龄和血
压匹配的对照组相比，ARI 显著降低，在皮质缺血性卒中患者中
的损害最大。Petersen 等（2015）在卒中后 1.3 天和 4.4 天测得的
大血管缺血性卒中患者的相位角减低，这种改变在卒中后 9.75 天
消失[①]。

在大动脉粥样硬化性卒中患者中，使用 0.1Hz 相位角测量的
受累侧大脑半球与健侧和对照组相比，其动态自动调节受损；然
而，在小动脉闭塞性卒中患者中，尽管双侧大脑半球的相位角明
显低于对照组，但两个半球之间没有显著差异（Guo 等，2014a）。

急性缺血性卒中患者发病 72h 内的动脉血压、$PaCO_2$ 和神经
活动的影响已被量化。与对照组相比，这组受试者的血管反应性
和神经血管耦合均受到抑制，但 CA 却没有受到影响，（需要注意
的是）该组受试者表现出明显的低碳酸血症，同时该队列的卒中
严重程度为轻至中度（Salinet 等，2015）。

除了 CA，研究人员也测量了慢性缺血性卒中患者的脑容量和
功能状态。在这一组人群中，受试者的双侧 CA 均受损，并在同

---

①　译者注：Petersen 等（2015）对 28 名大脑中动脉区域急性缺血性卒中患者在卒中
　　后 0～2 天、3～6 天和 > 7 天的三个时间节点，采用 TCD 和手指血压描记法同时
　　对血压和大脑中动脉血流速度进行 10min 的持续监测，并以 29 名健康受试者作为
　　对照组，以评估急性缺血性卒中患者的动态脑血流自动调节功能的受损情况、发
　　生程度和时间间隔。研究发现，大血管急性缺血性卒中后 1 周内，患侧的动态脑
　　血流自动调节功能受损，在第二周恢复正常，作者认为，这些发现可能对急性缺
　　血性卒中的血压管理有重要意义。

侧的某些区域内表现出灰质萎缩。Aoi 等（2012）发现，更好的 CA 功能与更少的萎缩和更好的长期功能状态相关。

降压在急性缺血性卒中患者中的作用已被探讨：考虑到急性缺血性卒中患者 CA 能力是否降低的不确定性，在降低血压以保护脑组织和脑灌注受损的可能性之间存在着一个平衡。很有可能不同的亚组会有不同的反应（Jordan 和 Powers，2012）。因此，卒中患者的血压管理仍然是一个悬而未决的问题，需要仔细考虑（Petersen 等，2015）。鉴于上述广泛的研究基础和卒中后 CA 的异质性，情况更加如此。

（二）出血性卒中

早期对动脉瘤性蛛网膜下腔出血（subarachnoid haemorrhage，SAH）的研究表明，SAH 患者的 CA 和脑血管反应性均受损（Giller，1990；Dernbach 等，1988）。Schmieder 等（2006）发现，当使用大腿袖带试验和 ARI 测量时，与未破裂动脉瘤的对照组相比，SAH 患者的动态自动调节受损，且随着 SAH 的严重程度而显著增加（SAH 严重程度根据 Hunt-Hess 和 Fisher 分级法进行分级）。请注意，前一种分级方法是基于症状学的，而后一种则基于 CT 成像。尽管 SAH 只是颅内出血（intracranial haemorrhage，ICH）的一个亚型，但关于它的 CA 研究却最为广泛。

SAH 可能会引发一系列病理进程从而使患者的临床状况恶化。脑血管痉挛（大动脉的狭窄）可导致迟发性脑缺血（delayed cerebral ischaemic，DCI）的发生，通常在发病后 5～7 天最为明显。然而，Budohoski 等（2015a）发现，如果没有第二个因素的影响，例如血压的降低，单纯的血管痉挛并不会减少脑血流量。他们还发现，SAH 后 5 天内的 CA 紊乱显著增加了 21 天内发生迟发性脑缺血的风险（2012a）。

Otite 等（2014）采用传递函数分析发现，在 SAH 后 2~4 天内经血管造影显示血管痉挛的患者，其增益要高于未发生血管痉挛的患者；而那些继发了迟发性脑缺血的患者与未发生迟发性脑缺血的患者相比，则表现出较低的相位。因此，作者认为，CA 受损可以用以帮助识别 SAH 后继发并发症风险较高的患者。有报道显示，CA 功能障碍发生于血管痉挛之前（Lang，2001；Budohoski 等，2013a）。在血管痉挛期间，患者的 CA 增强了，并且与对侧半球相比，血管痉挛侧的 CA 明显受损（Soehle 等，2004）。

在 SAH 患者中，单侧 CA 障碍与不良结局有关，且多见于迟发性脑缺血的患者（Budohoski 等，2015b）。在预后不佳的患者中，双侧 CA 功能障碍的发生率更高，中位数为 4 天，而单侧 CA 功能障碍的中位数为 3 天。他们还发现，与非迟发性脑缺血患者相比，迟发性脑缺血患者的 CA 功能存在更大的半球间差异（Budohoski 等，2015a）。在 SAH 后 5 天内，基于血压自发波动和压力试验测量的三种不同的 CA 指标都能够准确地预测迟发性脑缺血，三者结合可达到最佳预测结果（Budohoski 等，2013b）。

在动脉瘤破裂后 4 天内的低级别 SAH 患者中，CA 在基线水平和第 7 天时都受损，并在第 14 天时恢复正常。虽然 CA 受损和大动脉血管痉挛均不与迟发性脑缺血单独相关，但两者结合，即血管痉挛和 CA 受损从基线水平到第 7 天的增加，与随后的迟发性脑缺血显著相关（Calviere 等，2015）。Lam 等（2000）在动脉瘤性 SAH 的患者中也发现了类似的结果，在这些患者中，单独的血管痉挛似乎不会导致迟发性脑缺血的发生，但结合 CA 受损，风险似乎明显增加。动脉瘤性 SAH 患者使用他汀类药物（如普伐他汀）可缩短 CA 受损的持续时间，在第 3～5 天，压力反应性指数与同侧 CA 受损显著相关（Tseng 等，2006）。

与 TCD 一样，近红外光谱也被用于 SAH 人群的研究，基于近红外光谱参数的相关系数之间显示出良好的相关性（Zweifel，2010a），对 CA 功能障碍也有相似的结果（Budohoski 等，2012a）。PWI 用于检测 SAH 患者的区域脑血流量（rCBF）和区域脑血容量（rCBV），它们与不同程度的血管痉挛有关。在血管痉挛区域可以发现，区域脑血流量和区域脑血容量同时降低，尽管不同区域之间存在很大差异，但是，这些血流动力学改变仍与血管痉挛程度的增加有关（Hattingen 等，2008）。

在自发性脑出血患者中，传递函数分析显示 CA 受损，在第 1～5 天可见增益增高（但相位没有变化）（Oeinck 等，2013），而 Nakagawa 等（2011）的研究显示第 1～3 天增益增高。Oeinck 等（2013）认为，相位减小与较大的脑出血量、较低的血压和较差的预后相关，而增益与临床因素或者预后无关。在第 5 天，较高的相关系数值与较低的格拉斯哥昏迷量表（Glasgow coma scale，GCS）、脑室出血和同侧较低的脑灌注压显著相关；从第 3 天到第 5 天相关系数的增高，与较低的 GCS 和脑室内出血相关。第 5 天患侧相关系数的增高是 90 天内不良预后的重要预测因子。在一些受试者中发现的 CA 功能继发性下降与较差的临床预后有关（Reinhard 等，2010）。

综上所述，无论是缺血性卒中还是出血性卒中患者，其 CA 都受到了损害，尽管这种受损取决于卒中的亚型、严重程度、卒中后的时间以及治疗方法。所有这些变量之间的确切关系仍远未被完全阐明，但显然需要更好地去理解这一点，以优化患者的治疗方案，并确保能针对患者的亚群进行适当的治疗。

十四、颅脑损伤

早在 20 世纪 70 年代，就有大量关于脑损伤患者 CA 的研究，最近的一篇综述总结了 56 篇相关论文的研究结果（Czosnyka 和 Miller，2014）。1978 年，一项使用 ^{133}Xe 对 18 例创伤性颅脑损伤（traumatic brain injury，TBI）患者进行的研究表明，尽管与临床结局无相关性，但大多数患者存在局部静态自动调节的损伤，并在创伤后 5 天逐渐恢复正常（Cold 和 Jensen，1978）。不久之后，1981 年 Cold 等又首次探索了 CO_2 的作用，在低碳酸血症人群中，即使脑灌注压没有变化，受损的动态自动调节功能也会出现改善（Newell 等，1996）。

Czosnyka 等认为，用 TCD 测量的脑血液速度（cerebral blood flow velocity，CBFV）可以作为中心灌注压的驱动因素。在他随后的研究中发现，在低较的脑灌注压（< 55mmHg）状态下 CA 受损（Czosnyka 等，1994），其与自动调节下限重合（Czosnyka，2000）；当脑灌注压值（> 95mmHg）较高时，CA 也受损（Czosnyka，2003）。2001 年，Czosnyka 等基于 187 例

TBI 患者首次提出了相关系数与脑灌注压或动脉血压之间的 U 型曲线关系（如图 5-2）。在预后不佳的患者中，CA 受损和颅内压升高更为常见（Czosnyka 等，2001、2002a）。值得注意的是，鉴于前面的研究，静态自动调节曲线的形状如图 5-2 中 A 区域所示。

相关系数（Mx）已被证明与颅内压、入院时 GCS 以及预后相关，Sx（基于收缩峰值流速，而不是平均血流速度）也是如此[①]（Czosnyka，1996）。Mx 与静态自动调节显著相关（Czosnyka，2003）。Mx 比入院时 GCS 能更好地预测临床结局，那些死亡的患者在颅脑损伤后的前 2 天表现出 CA 功能衰竭，Mx 可以强烈区分预后良好和预后不良的患者（Czosnyka 等，2000、2003）。CA 完整的脑外伤患者预后良好，而 CA 受损的患者预后则较差（Pupp 等，2008）。相关系数的诊断阈值已被提出，Mx > 0.3 表示"脑血流自动调节功能明显受到干扰"，Mx < 0.05 则是 CA 良好的标志，介于两者之间范围的 Mx 值，其意义仍是不确定的（Sorrentino 等，2011）。

压力反应性指数（pressure reactivity index，Prx）也被证明是 TBI 患者阴性结果的重要预测因子（Kirkness 等，2001）。有研究表明，Mx 和 Prx 与预后之间的显著相关性要强于入院时 GCS 和预后之间的关联（Czosnyka 等，2002a）。

在轻度 TBI 患者中，采用 ARI 测量发现，只有少数患者表现出 CA 受损，并且较低的血压与 CA 功能下降之间显著相关，但

---

① 译者注：相关系数：是指 TCD 测量的平均流速（FVm）与灌注压（CPP）之间的相关系数；Sx：是指 TCD 测量的收缩期峰值流速（FVs）与脑灌注压（CPP）的相关系数指标。

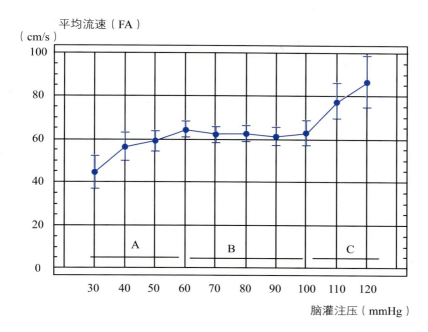

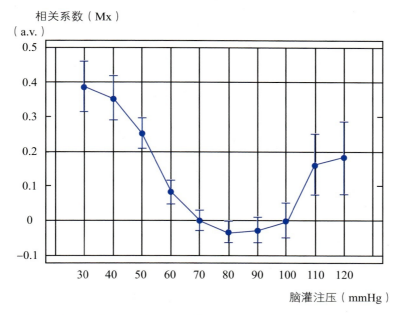

图 5–2 重型颅脑损伤受试者的平均 **CBFV**（上）和相关系数（下）与 **CPP** 之间的关系

经 Czosnyka 等许可转载（2001）

ARI 与初始 GCS 或 1 个月格拉斯哥预后评分（Glasgow outcome scale，GOS）之间没有相关性（Jünger 等，1997）。

除 Mx 外，许多作者还使用了阶跃响应和传递函数分析以评估 TBI 患者的 CA 功能。Panerai 等（2002）发现，对于平均颅内压低于和高于 20mmHg 的受试者，其阶跃响应是不同的，后者（颅内压＞20mmHg 组，译者注）的脑血流速度与颅内压高度相关。相对于小病灶的 TBI 患者，相位角的改变在大病灶 TBI 患者中更为常见（Müller 等，2003）。呼吸波之间的相位角也被记录了下来（Ragoskas 等，2005），在深呼吸时，相位角和 Mx a（基于动脉血压，而非脑灌注压）之间有很好的相关性（Lewis 等，2008），并且相位角与呼吸速率和脑灌注压相关（Lewis 等，2012）。尽管还没有发现相位与预后之间的显著关系，但呼吸相位差对 TBI 患者的预后有一定的预测价值（Lewis 等，2012）。

自动调节指数（autoregulation index，ARI）也已被用于 TBI 患者 CA 的评估，与幸存者相比，重型颅脑损伤死亡者的 ARI 中位数显著降低。ARI 和 GOS 之间存在显著相关性，在校正了 GCS 之后，幸存者和死亡者之间的 ARI 值仍存在显著差异。因此，Panerai 等（2004）认为，没有其他变量能如 ARI 一样对结果有显著的预测价值。

双侧大脑半球之间 CA 的差异（采用 Mx 评估）已被证明是 TBI 患者死亡结局的预测因子（Schmidt 等，2002）。基于皮质流量（cortical flflux，Lx）的互相关值显著高于 Mx，说明当颅内压增加而脑灌注压下降时，皮质自动调节能力较大脑中动脉测得的 CA 能力更差；而当脑灌注压＞60mmHg 时，两者相似

（Zweifel 等，2010b）。

颅内压是 TBI 患者监测中的一个关键指标，对这一参数的研究已经取得了一定的进展。Schmidt 等（2003）利用自适应的颅内压数学模型提高了非侵袭性评估颅内压的准确性。Eide 等（2007）在 TBI 患者中没有发现颅内压和血压振幅之间的相关性。对一组 TBI 昏迷患者测量的压力容积指数（pressure volume index，PVI）发现，当 CA 受损时，即使颅内压和脑灌注压没有差异，PVI 也会升高（Lavinio 等，2009）。颅内压和脑血流速度（用 Fix 量化）之间的关系表现出与 Mx 相似的特征，Mx 表现为一个平台，而 Fix 为脑灌注压的低谷，两者都表明了脑灌注压的最佳区域（Lewis 等，2014）。

最近，人们对使用不同指标来量化 CA 进行了更详细的研究。Mx（基于平均血流速度）和 Mx a（基于动脉血压）之间的关联性是中等强度的，差异随着 CA 受损的程度而减小。不同组间 Mx 的显著差异在 Mx a 中并没有发现（Lewis 等，2007）。与基于平均血流速度的指标相比，基于收缩峰值流速的指标（SX）与预后的相关性更强，与舒张期流速和平均流速指标相比，SX 对良好 / 不良以及死亡 / 生存结局显示出最强的相关性（Budohoski 等，2012b）。

研究人员还提出了一种基于颅内压脉搏波振幅的相关系数度量，称为 PAx。通常情况下，动脉血压的增加会导致波幅的降低，在 PAx 与 Mx 之间以及 PAx 与年龄之间存在着很强的相关性，PAx 和 Mx 对预后具有同样好的预测能力（adolovich 等，2011）。最近，有学者使用 ARI、传递函数分析中的相位、增益和相干性以及 Mx 和患者 GOS 等指标，对时域和频域方法进行了比较。结果发现，只有五个指标与患者的预后显著相关，其中 Mx（基于脑灌注压）显示出最强的关联性，一些指标彼此之间显示出显著相关性（Liu 等，2015）。

TCD 和近红外光谱都被用来评估 CA 功能，以及脑组织氧合（有创性测量）（Zweifel，2014）。重型 TBI 患者组织 PO_2 的测量显示出与脑血流速度相似的平台期；静态脑血流自动调节也与脑组织氧反应性显著相关（Lang 等，2003）。然而，近期的一项研究强调了如何解释近红外光谱测量参数的重要性，该研究发现一些近红外光谱指数（如 PRx 和 THx，PRx 和 TOx，以及 Mx 和 TOx）之间存在显著的相关性，但其他指数（Mx 和 THx）之间则没有相关性（Highton 等，2015）[①]。

一些研究调查了临床干预对 TBI 患者 CA 的影响。在重型 TBI 患者中，红细胞输注会导致 PRx 升高，从而导致 CA 受损（Sekhon 等，2015）。中度低碳酸血症被认为对 TBI 患者是有益的，因为在中度低碳酸血症期间，受损的 CA 得到改善（用 Mx 评估），而脑灌注压没有明显变化（Haubrich 等，2012）。胰高血糖素可以通过上调环磷酸腺苷（cAMP）和抑制 tPA 的上调来防止血管舒张功能的受损，这可能在脑损伤后提供神经保护作用（Armstead 等，2011）。吲哚美辛可以降低 TBI 患者的颅内压和脑血流速度，从而增加 TBI 患者的脑灌注压，进而明显改善患者的动态自动调节功能（Puppo 等，2007）。吗啡和芬太尼可以

---

① 译者注：pressure reactivity index（PRx）：压力反应指数；total hemoglobin reactivity index（THx）：总血红蛋白反应指数；tissue oxygen reactivity index（TOx）：组织氧反应指数。

导致脑灌注压的降低，但对脑血流速度没有影响（de Nadal 等，2000）。在 CA 完整和受损的受试者中，颅内压的变化却总是相同的。Myburgh（2004）认为，脑外伤后低血压与显著的继发性神经元损伤有关。

尽管有很多研究在 TBI 患者中使用了 CA 的连续指标，但只有少量的证据证明它们可用于脑灌注压的管理，以最佳脑灌注压作为靶点仍然需要前瞻性的随机对照试验（Chuosnyka 和 Miller，2014）。Ter Minassian 等（2002）提出，以脑灌注压为导向的治疗可以作为降低颅内压的一种手段。

最后，对于儿童 TBI 患者也进行了许多研究，结果显示，头部损伤较严重或预后较差的儿童，其 CA 受损的发生率也更高。但需要注意的是，在这一人群中，仍存在着相当大的异质性。例如，在经历外科手术的儿童中，CA 受损最常见于中到重度 TBI 患儿中，并与不良预后相关（Vavilala 等，2004）；充血也与 CA 受损和预后不良有关。Vavilala 等（2006）采用 ARI 对 28 名 TBI 患儿进行评估发现，有 12 名患儿 CA 受损，前 72h 的 ARI < 0.4 与 6 个月内 GOS < 4 相关。

有学者发现，孤立的、局灶性的脑损伤患者，其受累侧的 ARI 值低于健侧，但弥漫性脑损伤患者双侧大脑半球的 ARI 值没有差别（Vavilala 等，2008）。GOS 在双侧 CA 完整的患者中往往是最高的。Freeman 等（2008）发现，4 岁以下和较低的 GCS 与 CA 受损独立相关。

所有遭受致命性 TBI 的婴幼儿都出现了预后不良和双侧大脑半球的 CA 受损，而非致命性 TBI 儿童总体结果要好于致命性 TBI 儿童，但该研究中的患者例数非常有限（Vavilala 等，2007）。Tontisirin 等（2007）发现，儿童严重脑创伤后，其 CA 受损的时间进程是高度可变的，这或许可以成为创伤性脑损伤恶化的一种衡量指标（但应注意这仍然是一项小样本研究）。

十五、其他疾病

CA 在不同的生理条件下和脑血管病变中已经进行了大量的研究，但其实在其他疾病中也进行了广泛的探索。但由于这方面的研究数量通常较少，为了方便起见，这里将分组进行阐述。

例如，惊恐障碍患者的 CA 受损（Wang 等，2010），但正常健康受试者在下颌运动过程中则不会出现 CA 受损的现象（Sakagami 等，2011）。在急性戒酒期间，其 CA 受损，这或许暗示着在此期间发生脑血管疾病的风险增加（Jochum 等，2010）。高温浴会使 ARI 值增加（而低温浴则会导致 ARI 值的降低）（Doering 等，1999）。

有学者对特发性直立性低血压（Shy-Drager 综合征）患者的 CA 进行了研究（Briebach 等，1989）；传递函数分析发现在 Fabry 病患者中 CA 受损（Hilz 等，2004），正如其他研究一样，CA 受损暗示着这一组患者卒中风险的增加。镰状细胞病患者 CA 受损的表现为相位角的减小和脑血流速度变异性的增加（Kim 等，2009）。在患有青光眼的受试者中，无论是正常眼压型青光眼还是原发性开角型青光眼，传递函数分析均表现为增益的增加（Tutaj 等，2004）。

烟雾病（以进行性颈内动脉狭窄为特征的一组病变）表现为动态自动调节受损，在其病程进展的不同阶段，增益和相位逐渐降低（Chen 等，2013）。在有交通性脑积水临床症状的患者中，CA 强度与脑脊液流出阻力之间存在显著的相关性，表明脑萎缩可能与 CA 受损有关（Czosnyka 等，2002b）。

Dütsch 等（2004）的研究表明，癫痫患者颞叶手术后的 CA 功能有所改善。而心室辅助装置的存在似乎并不影响 CA，尽管相干性发生了改变（Bellparat 等，2011）。增强型体外反搏，是一种在舒张期对下半身有节奏地序贯充气加压以提高动脉舒张压的技术，有学者认为，它对大脑的 CA 功能没有影响（Marthol 等，2005）。15min 的经颅直流电刺激已被证明会损害 CA，但是在老年受试者和脑血管病患者中，以特定方式实施已被证明是可以安全使用的（List 等，2015）。有研究表明，在肩关节手术中甚至患者的体位也会影响手术后的脑氧合指数（LaFlam 等，2015）。

在肝病患者中，通过深呼吸和直立倾斜试验对最严重的肝硬化病患者（使用肝功能分级量表评估）进行测量，发现其 CA 受损（FrøKjaer 等，2006）。而在那些 CA 受损的受试者中，同时也伴有严重的交感神经和副交感神经功能障碍，并且肝功能障碍的程度与自主神经功能障碍的严重程度相关。CA 受损的患者肝功能更差，心脏指数更高，外周阻力也更低（Lagi 等，1997）。同样，尽管大多数终末期肝病患者的静态自动调节功能得以保留，但在肝性脑病或低血压患者中情况却并非如此（Strauss 等，2000）。原发性胆汁性肝硬化患者对 Valsalva 动作的反应提示 CA 受损，损伤程度与苍白球结构变化之间存在关联（Hollingsworth

等，2010）。在接受原位肝移植的患者中，使用近红外线光谱测量显示出很大的变异性，其中一些（但不是全部）患者的 CA 未受损害（Nissen 等，2009）。有趣的是，Blaha 等（2003）发现，酒精对健康受试者的 CA 影响并不显著，尽管存在明显的联系。

在脓毒血症患者中，CA 在早期阶段可以维持，而到后期评估则显困难（因为使用的大腿袖带试验不能产生足够大的血压变化）（Berg 等，2015）。Taccone 等（2010）发现，大多数感染性休克机械通气患者的 CA 受损，在此背景下，Steiner 等（2009）成功地使用了近红外光谱技术，尽管这使得结果更加难以解释。有研究发现，在输注脂多糖 4h 后，相位角增加，且不受高氧或缺氧的影响；这可能会在脓毒血症的早期阶段保护大脑免受缺血的影响（Berg 等，2013）。

对脑肿瘤患者的研究表明，无论肿瘤大小，CA 均得以维持，但前提是临床状态良好（该项研究是在准备择期接受脑瘤切除术的患者中进行的）（Schmieder 等，2000）。而那些有伴发疾病的患者，术前 CA 明显受损（Sharma 等，2010）。随后的研究发现，在患有幕上较大肿瘤的患者中，有 20% 显示了术前 CA 受损，这种损害在术后 24h 内仍然存在，而在另外 80% 的患者中，术前和术后都维持着正常的 CA 功能。

虽然先兆性和无先兆性偏头痛患者与正常人之间的 CA 参数没有差异（Reinhard 等，2007），但随后更详细的研究发现，先兆性偏头痛患者小脑后下动脉和大脑中动脉的 CA 受损，而在无先兆性偏头痛患者中 CA 却不受影响（Reinhard 等，2012b）。这一结果提示，CA 受损可能是先兆性偏头痛患者多见于小脑缺血性病变的影响因素之一。未发现 CA 与临床因素（如偏头痛频率和直立不耐受）之间的显著关系。最近的研究表明，偏头痛同时伴有右向左分流（right-to-left shunt，RLS）的患者，其 ABP-CBFV 相位角明显低于无分流的偏头痛患者，这在分流最大的患者中尤为明显。Guo 等（2014b）由此提出了右向左分流、偏头痛和隐源性卒中之间的潜在联系机制。

对帕金森病患者静态自动调节的研究发现，CA 受损的证据似乎是独立于多巴胺治疗的（Vokatch 等，2007），并且在较低的血压水平下，脑血流速度下降的幅度要大于对照组在直立倾斜试验中的反应（Debreczeni 等，2005），这已被认为是帕金森病患者直立不耐受的一个原因。

十六、总结

本章引用的研究涵盖了非常广泛的生理和病理状况。需要强调的是，在过去的 10 年里，临床研究备受重视，这衍生了体量巨大的可用信息，也与脑血管疾病在老龄化人口中变得越来越重要有关。也许有一点应该注意到，虽然 CA 受损与多种脑血管疾病相关，但实际上，在许多情况下，它都是非常稳定的，只有在极端情况下才会出现损害。我们将在下一章，也是本书的最后一章中，讨论其中的含义。

（崔柳平　陈松伟　译　邢英琦　钟经馨　校）

参考文献

[1] Adams HP Jr, Bendixen BH, Kappelle LJ, Biller J, Love BB, Gordon DL, Marsh EE 3rd (1993) Classification of subtype of acute ischemic stroke. Definitions for use in a multicenter clinical trial. TOAST. Trial of Org 10172 in Acute Stroke Treatment. Stroke 24(1):35–41

[2] Aengevaeren VL, Claassen JA, Levine BD, Zhang R (2013) Cardiac baroreflex function and dynamic cerebral autoregulation in elderly masters athletes. J Appl Physiol (1985) 114(2): 195–202

[3] Ainslie PN, Barach A, Murrell C, Hamlin M, Hellemans J, Ogoh S (2007a) Alterations in cerebral autoregulation and cerebral blood flow velocity during acute hypoxia: rest and exercise. Am J Physiol Heart Circ Physiol 292(2):H976–H983

[4] Ainslie PN, Murrell C, Peebles K, Swart M, Skinner MA, Williams MJ, Taylor RD (2007b) Early morning impairment in cerebral autoregulation and cerebrovascular CO_2 reactivity in healthy humans: relation to endothelial function. Exp Physiol 92(4):769–777

[5] Ainslie PN, Ogoh S, Burgess K, Celi L, McGrattan K, Peebles K, Murrell C, Subedi P, Burgess KR (2008) Differential effects of acute hypoxia and high altitude on cerebral blood flow velocity and dynamic cerebral autoregulation: alterations with hyperoxia. J Appl Physiol (1985) 104(2):490–498

[6] Ameloot K, Genbrugge C, Meex I, Jans F, Boer W, Vander Laenen M, Ferdinande B, Mullens W, Dupont M, Dens J, DeDeyne C (2015) An observational near-infrared spectroscopy study on cerebral autoregulation in post-cardiac arrest patients: time to drop 'one-size-fits-all' hemodynamic targets? Resuscitation 90:121–126

[7] Aoi MC, Hu K, Lo MT, Selim M, Olufsen MS, Novak V (2012) Impaired cerebral autoregulation is associated with brain atrophy and worse functional status in chronic ischemic stroke. PLoS ONE 7(10):e46794

[8] Aries MJ, Elting JW, De Keyser J, Kremer BP, Vroomen PC (2010) Cerebral autoregulation in stroke: a review of transcranial Doppler studies. Stroke 41(11):2697–2704

[9] Armstead WM, Kiessling JW, Cines DB, Higazi AA (2011) Glucagon protects against impaired NMDA-mediated cerebrovasodilation and cerebral autoregulation during hypotension after brain injury by activating cAMP protein kinase A and inhibiting upregulation of tPA. J Neurotrauma 28(3):451–457

[10] Atkins ER, Brodie FG, Rafelt SE, Panerai RB, Robinson TG (2010) Dynamic cerebral autoregulation is compromised acutely following mild ischaemic stroke but not transient ischaemic attack. Cerebrovasc Dis 29(3):228–235

[11] Avirame K, Lesemann A, List J, Witte AV, Schreiber SJ, Flöel A (2015) Cerebral autoregulation and brain networks in occlusive processes of the internal carotid artery. J Cereb Blood Flow Metab 35(2):240–247

[12] Baerts W, van Bel F, Thewissen L, Derks JB, Lemmers PM (2013) Tocolytic

indomethacin: effects on neonatal haemodynamics and cerebral autoregulation in the preterm newborn. Arch Dis Child Fetal Neonatal Ed 98(5):F419–F423

[13] Bailey DM, Evans KA, McEneny J, Young IS, Hullin DA, James PE, Ogoh S, Ainslie PN, Lucchesi C, Rockenbauer A, Culcasi M, Pietri S (2011) Exercise-induced oxidative-nitrosative stress is associated with impaired dynamic cerebral autoregulation and blood-brain barrier leakage. Exp Physiol 96(11):1196–1207

[14] Bedforth NM, Girling KJ, Skinner HJ, Mahajan RP (2001) Effects of desflurane on cerebral autoregulation. Br J Anaesth 87(2):193–197

[15] Bellapart J, Chan GS, Tzeng YC, Ainslie P, Barnett AG, Dunster KR, Boots R, Fraser JF (2011) The effect of ventricular assist devices on cerebral autoregulation: a preliminary study. BMC Anesthesiol 22(11):4

[16] Berg RM, Plovsing RR, Evans KA, Christiansen CB, Bailey DM, Holstein-Rathlou NH, Møller K (2013) Lipopolysaccharide infusion enhances dynamic cerebral autoregulation without affecting cerebral oxygen vasoreactivity in healthy volunteers. Crit Care 17(5):R238

[17] Berg RM, Plovsing RR, Bailey DM, Holstein-Rathlou NH, Møller K (2015) Dynamic cerebral autoregulation to induced blood pressure changes in human experimental and clinical sepsis. Clin Physiol Funct Imag

[18] Blaber AP, Bondar RL, Stein F, Dunphy PT, Moradshahi P, Kassam MS, Freeman R (1997) Transfer function analysis of cerebral autoregulation dynamics in autonomic failure patients. Stroke 28(9):1686–1692

[19] Blaha M, Aaslid R, Douville CM, Correra R, Newell DW (2003) Cerebral blood flow and dynamic cerebral autoregulation during ethanol intoxication and hypercapnia. J Clin Neurosci 10 (2):195–198

[20] Bokkers RP, van Osch MJ, van der Worp HB, de Borst GJ, Mali WP, Hendrikse J (2010) Symptomatic carotid artery stenosis: impairment of cerebral autoregulation measured at the brain tissue level with arterial spin-labeling MR imaging. Radiology 256(1):201–208

[21] Boylan GB, Young K, Panerai RB, Rennie JM, Evans DH (2000) Dynamic cerebral autoregulation in sick newborn infants. Pediatr Res 48(1):12–17

[22] Brickman AM, Guzman VA, Gonzalez-Castellon M, Razlighi Q, Gu Y, Narkhede A, Janicki S, Ichise M, Stern Y, Manly JJ, Schupf N, Marshall RS (2015) Cerebral autoregulation, beta amyloid, and white matter hyperintensities are interrelated. Neurosci Lett 10(592):54–58

[23] Briebach T, Laubenberger J, Fischer PA (1989) Transcranial Doppler sonographic studies of cerebral autoregulation in Shy-Drager syndrome. J Neurol 236(6):349–350

[24] Brodie FG, Panerai RB, Foster S, Evans DH, Robinson TG (2009) Long-term changes in dynamic cerebral autoregulation: a 10 years follow up study. Clin Physiol Funct Imag 29(5):366–371

[25] Brown CM, Marthol H, Zikeli U, Ziegler D, Hilz MJ (2008) A simple deep breathing test reveals altered cerebral autoregulation in type 2 diabetic patients. Diabetologia 51(5):756–761

[26] Brys M, Brown CM, Marthol H, Franta R, Hilz MJ (2003) Dynamic cerebral autoregulation remains stable during physical challenge in healthy persons. Am J Physiol Heart Circ Physiol 285(3):H1048–H1054

[27] Budohoski KP, Czosnyka M, Smielewski P, Kasprowicz M, Helmy A, Bulters D, Pickard JD, Kirkpatrick PJ (2012a) Impairment of cerebral autoregulation predicts delayed cerebral ischemia after subarachnoid hemorrhage: a prospective observational study. Stroke 43 (12):3230–3237

[28] Budohoski KP, Reinhard M, Aries MJ, Czosnyka Z, Smielewski P, Pickard JD, Kirkpatrick PJ, Czosnyka M (2012b) Monitoring cerebral autoregulation after head injury. Which component of transcranial Doppler flow velocity is optimal? Neurocrit Care 17(2):211–218

[29] Budohoski KP, Czosnyka M, Kirkpatrick PJ, Smielewski P, Steiner LA, Pickard JD (2013a) Clinical relevance of cerebral autoregulation following subarachnoid haemorrhage. Nat Rev Neurol 9(3):152–163

[30] Budohoski KP, Czosnyka M, Smielewski P, Varsos GV, Kasprowicz M, Brady KM, Pickard JD, Kirkpatrick PJ (2013b) Cerebral autoregulation after subarachnoid hemorrhage: comparison of three methods. J Cereb Blood Flow Metab 33(3):449–456

[31] Budohoski KP, Czosnyka M, Kirkpatrick PJ (2015a) The Role of Monitoring Cerebral Autoregulation After Subarachnoid Hemorrhage. Neurosurgery 62(Suppl 1):180–184

[32] Budohoski KP, Czosnyka M, Kirkpatrick PJ, Reinhard M, Varsos GV, Kasprowicz M, Zabek M, Pickard JD, Smielewski P (2015b) Bilateral failure of cerebral autoregulation is related to unfavorable outcome after subarachnoid hemorrhage. Neurocrit Care 22(1):65–73

[33] Caicedo A, De Smet D, Vanderhaegen J, Naulaers G, Wolf M, Lemmers P, Van Bel F, Ameye L, Van Huffel S (2011a) Impaired cerebral autoregulation using near-infrared spectroscopy and its relation to clinical outcomes in premature infants. Adv Exp Med Biol 701:233–239

[34] Caicedo A, De Smet D, Naulaers G, Ameye L, Vanderhaegen J, Lemmers P, Van Bel F, Van Huffel S (2011b) Cerebral tissue oxygenation and regional oxygen saturation can be used to study cerebral autoregulation in prematurely born infants. Pediatr Res 69(6):548–553

[35] Caicedo A, Naulaers G, Lemmers P, van Bel F, Wolf M, Van Huffel S (2012) Detection of cerebral autoregulation by near-infrared spectroscopy in neonates: performance analysis of measurement methods. J Biomed Opt 17(11):117003

[36] Caicedo A, Thewissen L, Naulaers G, Lemmers P, van Bel F, Van Huffel S (2013) Effect of maternal use of labetalol on the cerebral autoregulation in premature infants. Adv Exp Med Biol 789:105–111

[37] Caicedo A, Varon C, Thewissen L, Naulaers G, Lemmers P, Van Bel F, Van Huffel S (2014) Influence of the maternal use of labetalol on the neurogenic mechanism for cerebral autoregulation assessed by means of NIRS. Adv Exp Med Biol 812:173–179

[38] Calviere L, Nasr N, Arnaud C, Czosnyka M, Viguier A, Tissot B, Sol JC, Larrue V (2015)

Prediction of delayed cerebral ischemia after subarachnoid hemorrhage using cerebral blood flow velocities and cerebral autoregulation assessment. Neurocrit Care 23(2):253–258

[39] Carey BJ, Eames PJ, Blake MJ, Panerai RB, Potter JF (2000) Dynamic cerebral autoregulation is unaffected by aging. Stroke 31(12):2895–2900

[40] Carey BJ, Panerai RB, Potter JF (2003) Effect of aging on dynamic cerebral autoregulation during head-up tilt. Stroke 34(8):1871–1875

[41] Castro PM, Santos R, Freitas J, Panerai RB, Azevedo E (2014) Autonomic dysfunction affects dynamic cerebral autoregulation during Valsalva maneuver: comparison between healthy and autonomic dysfunction subjects. J Appl Physiol (1985) 117(3):205–213

[42] Chen Z, Hu K, Stanley HE, Novak V, Ivanov PCh (2006) Cross-correlation of instantaneous phase increments in pressure-flow fluctuations: applications to cerebral autoregulation. Phys Rev E Stat Nonlin Soft Matter Phys 73(3 Pt 1):031915

[43] Chen J, Liu J, Duan L, Xu R, Han YQ, Xu WH, Cui LY, Gao S (2013) Impaired dynamic cerebral autoregulation in moyamoya disease. CNS Neurosci Ther 19(8):638–640

[44] Chen J, Liu J, Xu WH, Xu R, Hou B, Cui LY, Gao S (2014) Impaired dynamic cerebral autoregulation and cerebrovascular reactivity in middle cerebral artery stenosis. PLoS ONE 9 (2):e88232

[45] Chock VY, Ramamoorthy C, Van Meurs KP (2012) Cerebral autoregulation in neonates with a hemodynamically significant patent ductus arteriosus. J Pediatr 160(6):936–942

[46] Claassen JA, Zhang R (2011) Cerebral autoregulation in Alzheimer' s disease. J Cereb Blood Flow Metab 31(7):1572–1577

[47] Claydon VE, Hainsworth R (2003) Cerebral autoregulation during orthostatic stress in healthy controls and in patients with posturally related syncope. Clin Auton Res 13(5):321–329

[48] Cochand NJ, Wild M, Brugniaux JV, Davies PJ, Evans KA, Wise RG, Bailey DM (2011) Sea-level assessment of dynamic cerebral autoregulation predicts susceptibility to acute mountain sickness at high altitude. Stroke 42(12):3628–3630

[49] Cold GE, Jensen FT (1978) Cerebral autoregulation in unconscious patients with brain injury. Acta Anaesthesiol Scand 22(3):270–280

[50] Cold GE, Christensen MS, Schmidt K (1981) Effect of two levels of induced hypocapnia on cerebral autoregulation in the acute phase of head injury coma. Acta Anaesthesiol Scand 25 (5):397–401

[51] Cooke WH, Pellegrini GL, Kovalenko OA (2003) Dynamic cerebral autoregulation is preserved during acute head-down tilt. J Appl Physiol (1985) 95(4):1439–1445

[52] Cross TJ, Kavanagh JJ, Breskovic T, Johnson BD, Dujic Z (2014) Dynamic cerebral autoregulation is acutely impaired during maximal apnoea in trained divers. PLoS ONE 9 (2):e87598

[53] Croughwell N, Lyth M, Quill TJ, Newman M, Greeley WJ, Smith LR, Reves JG (1990) Diabetic patients have abnormal cerebral autoregulation during cardiopulmonary bypass. Circulation 82 (5 Suppl):IV407–412

[54] Czosnyka M, Miller C (2014) Participants in the international multidisciplinary consensus conference on multimodality monitoring. Monitoring of cerebral autoregulation. Neurocrit Care 21(Suppl 2):S95–102

[55] Czosnyka M, Guazzo E, Iyer V, Kirkpatrick P, Smielewski P, Whitehouse H, Pickard JD (1994) Testing of cerebral autoregulation in head injury by waveform analysis of blood flow velocity and cerebral perfusion pressure. Acta Neurochir Suppl (Wien) 60:468–471

[56] Czosnyka M, Smielewski P, Kirkpatrick P, Menon DK, Pickard JD (1996) Monitoring of cerebral autoregulation in head-injured patients. Stroke 27(10):1829–1834

[57] Czosnyka M, Smielewski P, Piechnik S, Schmidt EA, Seeley H, al-Rawi P, Matta BF, Kirkpatrick PJ, Pickard JD (2000) Continuous assessment of cerebral autoregulation–clinical verification of the method in head injured patients. Acta Neurochir Suppl 76:483–484

[58] Czosnyka M, Smielewski P, Piechnik S, Steiner LA, Pickard JD (2001) Cerebral autoregulation following head injury. J Neurosurg 95(5):756–763

[59] Czosnyka M, Smielewski P, Piechnik S, Pickard JD (2002a) Clinical significance of cerebral autoregulation. Acta Neurochir Suppl 81:117–119

[60] Czosnyka ZH, Czosnyka M, Whitfield PC, Donovan T, Pickard JD (2002b) Cerebral autoregulation among patients with symptoms of hydrocephalus. Neurosurgery 50(3):526–532; discussion 532–533

[61] Czosnyka M, Smielewski P, Czosnyka Z, Piechnik S, Steiner LA, Schmidt E, Gooskens I, Soehle M, Lang EW, Matta BF, Pickard JD (2003) Continuous assessment of cerebral autoregulation: clinical and laboratory experience. Acta Neurochir Suppl 86:581–585

[62] Dagal A, Lam AM (2009) Cerebral autoregulation and anesthesia. Curr Opin Anaesthesiol 22 (5):547–552

[63] Dawson SL, Blake MJ, Panerai RB, Potter JF (2000) Dynamic but not static cerebral autoregulation is impaired in acute ischaemic stroke. Cerebrovasc Dis 10(2):126–132

[64] Dawson SL, Panerai RB, Potter JF (2003) Serial changes in static and dynamic cerebral autoregulation after acute ischaemic stroke. Cerebrovasc Dis 16(1):69–75

[65] de Nadal M, Munar F, Poca MA, Sahuquillo J, Garnacho A, Rosselló J (2000) Cerebral hemodynamic effects of morphine and fentanyl in patients with severe head injury: absence of correlation to cerebral autoregulation. Anesthesiology 92(1):11–19

[66] de Smet D, Vanderhaegen J, Naulaers G, Van Huffel S (2009) New measurements for assessment of impaired cerebral autoregulation using near-infrared spectroscopy. Adv Exp Med Biol 645:273–278

[67] de Smet D, Jacobs J, Ameye L, Vanderhaegen J, Naulaers G, Lemmers P, van Bel F, Wolf M, Van Huffel S (2010) The partial coherence method for assessment of impaired cerebral autoregulation using near-infrared spectroscopy: potential and limitations. Adv Exp Med Biol 662:219–224

[68] Debreczeni R, Amrein I, Kollai M, Lénárd Z, Pálvölgyi L, Takáts A, Tamás G, Szirmai I (2005) Investigation of cerebral autoregulation in Parkinson's disease–a transcranial Doppler study. Ideggyogy Sz 58(7–8):245–252

[69] Deegan BM, Sorond FA, Lipsitz LA, Olaighin G, Serrador JM (2009) Gender related differences in cerebral autoregulation in older healthy subjects. Conf Proc IEEE Eng Med Biol Soc 2009:2859–2862

[70] Deegan BM, Cooke JP, Lyons D, Olaighin G, Serrador JM (2010) Cerebral autoregulation in the vertebral and middle cerebral arteries during combine head upright tilt and lower body negative pressure in healthy humans. Conf Proc IEEE Eng Med Biol Soc 2010:2505–2508

[71] den Abeelen AS, Lagro J, van Beek AH, Claassen JA (2014) Impaired cerebral autoregulation and vasomotor reactivity in sporadic Alzheimer's disease. Curr Alzheimer Res 11(1):11–17

[72] Dernbach PD, Little JR, Jones SC, Ebrahim ZY (1988) Altered cerebral autoregulation and CO_2 reactivity after aneurysmal subarachnoid hemorrhage. Neurosurgery 22(5):822–826

[73] Diehl RR (2002) Cerebral autoregulation studies in clinical practice. Eur J Ultrasound 16(1–2): 31–36

[74] Doering TJ, Aaslid R, Steuernagel B, Brix J, Niederstadt C, Breull A, Schneider B, Fischer GC (1999) Cerebral autoregulation during whole-body hypothermia and hyperthermia stimulus. Am J Phys Med Rehabil 78(1):33–38

[75] Dütsch M, Devinsky O, Doyle W, Marthol H, Hilz MJ (2004) Cerebral autoregulation improves in epilepsy patients after temporal lobe surgery. J Neurol 251(10):1190–1197

[76] Eames PJ, Blake MJ, Dawson SL, Panerai RB, Potter JF (2002) Dynamic cerebral autoregulation and beat to beat blood pressure control are impaired in acute ischaemic stroke. J Neurol Neurosurg Psychiatry 72(4):467–472

[77] Eames PJ, Blake MJ, Panerai RB, Potter JF (2003) Cerebral autoregulation indices are unimpaired by hypertension in middle aged and older people. Am J Hypertens 16(9 Pt 1):746–753

[78] Eide PK, Czosnyka M, Sorteberg W, Pickard JD, Smielewski P (2007) Association between intracranial, arterial pulse pressure amplitudes and cerebral autoregulation in head injury patients. Neurol Res 29(6):578–582

[79] Endoh H, Honda T, Komura N, Shibue C, Watanabe I, Shimoji K (2000) The effects of nicardipine on dynamic cerebral autoregulation in patients anesthetized with propofol and fentanyl. Anesth Analg 91(3):642–646

[80] Endoh H, Honda T, Ohashi S, Hida S (2001a) [Cerebral autoregulation during sevoflurane or isoflurane anesthesia: evaluation with transient hyperemic response]. Masui 50(12):1316–1321. Japanese

[81] Endoh H, Honda T, Ohashi S, Hida S, Shibue C, Komura N (2001b) The influence of nitroglycerin and prostaglandin E1 on dynamic cerebral autoregulation in adult patients during propofol and fentanyl anaesthesia. Anaesthesia 56(10):947–952

[82] Engelhardt M, Pfadenhauer K, Zentner J, Grimmer S, Wachenfeld-Wahl C, Heidenreich P, Loeprecht H, Wölfle KD (2004) [Impaired cerebral autoregulation in asymptomatic patients with carotid artery stenosis: comparison of acetazolamide-SPECT and

transcranial CO(2)- dopplersonography]. Zentralbl Chir 129(3):178–182. German

[83] Eriksen VR, Hahn GH, Greisen G (2014) Dopamine therapy is associated with impaired cerebral autoregulation in preterm infants. Acta Paediatr 103(12):1221–1226

[84] Eriksen VR, Hahn GH, Greisen G (2015) Cerebral autoregulation in the preterm newborn using near-infrared spectroscopy: a comparison of time-domain and frequency-domain analyses. J Biomed Opt 20(3):37009

[85] Folino AF (2006) Cerebral autoregulation in neurally mediated syncope: victim or executioner? Heart 92(6):724–726

[86] Franco Folino A (2007) Cerebral autoregulation and syncope. Prog Cardiovasc Dis 50(1):49–80

[87] Freeman SS, Udomphorn Y, Armstead WM, Fisk DM, Vavilala MS (2008) Young age as a risk factor for impaired cerebral autoregulation after moderate to severe pediatric traumatic brain injury. Anesthesiology 108(4):588–595

[88] Fritzsch C, Rosengarten B, Guschlbauer B, Weiller C, Hetzel A, Reinhard M (2010) Neurovascular coupling and cerebral autoregulation in patients with stenosis of the posterior cerebral artery. J Neuroimag 20(4):368–372

[89] Frøkjaer VG, Strauss GI, Mehlsen J, Knudsen GM, Rasmussen V, Larsen FS (2006) Autonomic dysfunction and impaired cerebral autoregulation in cirrhosis. Clin Auton Res 16(3):208–216

[90] Fujishima M (1971) The effects of beta-adrenergic blockade on cerebral blood flow autoregulation: metabolic mechanism of cerebral autoregulation. Jpn Circ J 35(9):1049–1052

[91] Gao Y, Zhang M, Han Q, Li W, Xin Q, Wang Y, Li Z (2015) Cerebral autoregulation in response to posture change in elderly subjects-assessment by wavelet phase coherence analysis of cerebral tissue oxyhemoglobin concentrations and arterial blood pressure signals. Behav Brain Res 1(278):330–336

[92] Georgiadis D, Schwarz S, Evans DH, Schwab S, Baumgartner RW (2002) Cerebral autoregulation under moderate hypothermia in patients with acute stroke. Stroke 33(12):3026–3029

[93] Giller CA (1990) The frequency-dependent behavior of cerebral autoregulation. Neurosurgery 27 (3):362–368

[94] Gommer ED, Staals J, van Oostenbrugge RJ, Lodder J, Mess WH, Reulen JP (2008) Dynamic cerebral autoregulation and cerebrovascular reactivity: a comparative study in lacunar infarct patients. Physiol Meas 29(11):1293–1303

[95] Gommer ED, Martens EG, Aalten P, Shijaku E, Verhey FR, Mess WH, Ramakers IH, Reulen JP (2012) Dynamic cerebral autoregulation in subjects with Alzheimer's disease, mild cognitive impairment, and controls: evidence for increased peripheral vascular resistance with possible predictive value. J Alzheimers Dis 30(4):805–813

[96] Gong XP, Li Y, Jiang WJ, Wang Y (2006) Impaired dynamic cerebral autoregulation in middle cerebral artery stenosis. Neurol Res 28(1):76–81

[97] Gong X, Liu J, Dong P, Zhang P, Li N, Zhao X, Wang Y (2013) Assessment of dynamic

cerebral autoregulation in patients with basilar artery stenosis. PLoS ONE 8(10):e77802

[98] Greisen G (2014) Cerebral autoregulation in preterm infants. How to measure it–and why care? J Pediatr 165(5):885–886

[99] Guo H, Tierney N, Schaller F, Raven PB, Smith SA, Shi X (2006) Cerebral autoregulation is preserved during orthostatic stress superimposed with systemic hypotension. J Appl Physiol (1985) 100(6):1785–1792

[100] Guo ZN, Liu J, Xing Y, Yan S, Lv C, Jin H, Yang Y (2014a) Dynamic cerebral autoregulation is heterogeneous in different subtypes of acute ischemic stroke. PLoS ONE 9(3):e93213

[101] Guo ZN, Xing Y, Liu J, Wang S, Yan S, Jin H, Yang Y (2014b) Compromised dynamic cerebral autoregulation in patients with a right-to-left shunt: a potential mechanism of migraine and cryptogenic stroke. PLoS ONE 9(8):e104849

[102] Hahn GH, Christensen KB, Leung TS, Greisen G (2010) Precision of coherence analysis to detect cerebral autoregulation by near-infrared spectroscopy in preterm infants. J Biomed Opt 15 (3):037002

[103] Hahn GH, Maroun LL, Larsen N, Hougaard DM, Sorensen LC, Lou HC, Greisen G (2012) Cerebral autoregulation in the first day after preterm birth: no evidence of association with systemic inflammation. Pediatr Res 71(3):253–260

[104] Harrison JM, Girling KJ, Mahajan RP (2002) Effects of propofol and nitrous oxide on middle cerebral artery flow velocity and cerebral autoregulation. Anaesthesia. 57(1):27–32

[105] Hattingen E, Blasel S, Dettmann E, Vatter H, Pilatus U, Seifert V, Zanella FE, Weidauer S (2008) Perfusion-weighted MRI to evaluate cerebral autoregulation in aneurysmal subarachnoid haemorrhage. Neuroradiology 50(11):929–938

[106] Haubrich C, Kohnke A, Diehl RR, Möller-Hartmann W, Klötzsch C (2005) Impact of vertebral artery disease on dynamic cerebral autoregulation. Acta Neurol Scand 112(5):309–316

[107] Haubrich C, Steiner L, Kim DJ, Kasprowicz M, Smielewski P, Diehl RR, Pickard JD, Czosnyka M (2012) How does moderate hypocapnia affect cerebral autoregulation in response to changes in perfusion pressure in TBI patients? Acta Neurochir Suppl 114:153–156

[108] Heistad and Kontos (1983) In Handbook of physiology: the cardiovascular system. American Physiological Society

[109] Hetzel A, Reinhard M, Guschlbauer B, Braune S (2003) Challenging cerebral autoregulation in patients with preganglionic autonomic failure. Clin Auton Res 13(1):27–35

[110] Highton D, Ghosh A, Tachtsidis I, Panovska-Griffiths J, Elwell CE, Smith M (2015) Monitoring cerebral autoregulation after brain injury: multimodal assessment of cerebral slow-wave oscillations using near-infrared spectroscopy. Anesth Analg 121(1):198–205

[111] Hilz MJ, Kolodny EH, Brys M, Stemper B, Haendl T, Marthol H (2004) Reduced cerebral blood flow velocity and impaired cerebral autoregulation in patients with Fabry

disease. J Neurol 251 (5):564–570

[112] Hollingsworth KG, Jones DE, Taylor R, Frith J, Blamire AM, Newton JL (2010) Impaired cerebral autoregulation in primary biliary cirrhosis: implications for the pathogenesis of cognitive decline. Liver Int 30(6):878–885

[113] Hori D, Brown C, Ono M, Rappold T, Sieber F, Gottschalk A, Neufeld KJ, Gottesman R, Adachi H, Hogue CW (2014) Arterial pressure above the upper cerebral autoregulation limit during cardiopulmonary bypass is associated with postoperative delirium. Br J Anaesth 113 (6):1009–1017

[114] Hori D, Ono M, Adachi H, Hogue CW (2015) Effect of carotid revascularization on cerebral autoregulation in combined cardiac surgery. Eur J Cardiothorac Surg

[115] Hu K, Peng CK, Huang NE, Wu Z, Lipsitz LA, Cavallerano J, Novak V (2008) Altered phase interactions between spontaneous blood pressure and flow fluctuations in type 2 diabetes mellitus: nonlinear assessment of cerebral autoregulation. Phys A 387(10):2279–2292

[116] Huq R, Philbey CE, Mistri AK, Panerai RB, Robinson TG (2012) Dynamic cerebral autoregulation assessed by respiratory manoeuvres in non-insulin-treated type 2 diabetes mellitus. Diabet Med 29(5):609–613

[117] Immink RV, van den Born BJ, van Montfrans GA, Koopmans RP, Karemaker JM, van Lieshout JJ (2004) Impaired cerebral autoregulation in patients with malignant hypertension. Circulation 110(15):2241–2245

[118] Immink RV, van Montfrans GA, Stam J, Karemaker JM, Diamant M, van Lieshout JJ (2005) Dynamic cerebral autoregulation in acute lacunar and middle cerebral artery territory ischemic stroke. Stroke 36(12):2595–2600

[119] Iwasaki K, Levine BD, Zhang R, Zuckerman JH, Pawelczyk JA, Diedrich A, Ertl AC, Cox JF, Cooke WH, Giller CA, Ray CA, Lane LD, Buckey JC Jr, Baisch FJ, Eckberg DL, Robertson D, Biaggioni I, Blomqvist CG (2007) Human cerebral autoregulation before, during and after spaceflight. J Physiol 579(Pt 3):799–810

[120] Iwasaki K, Zhang R, Zuckerman JH, Ogawa Y, Hansen LH, Levine BD (2011) Impaired dynamic cerebral autoregulation at extreme high altitude even after acclimatization. J Cereb Blood Flow Metab 31(1):283–292

[121] Jansen GF, Krins A, Basnyat B, Bosch A, Odoom JA (2000) Cerebral autoregulation in subjects adapted and not adapted to high altitude. Stroke 31(10):2314–2318

[122] Jansen GF, Krins A, Basnyat B, Odoom JA, Ince C (2007) Role of the altitude level on cerebral autoregulation in residents at high altitude. J Appl Physiol (1985) 103(2):518–523

[123] Janzarik WG, Ehlers E, Ehmann R, Gerds TA, Schork J, Mayer S, Gabriel B, Weiller C, Prömpeler H, Reinhard M (2014) Dynamic cerebral autoregulation in pregnancy and the risk of preeclampsia. Hypertension 63(1):161–166

[124] Jeong SM, Hwang GS, Kim SO, Levine BD, Zhang R (2014) Dynamic cerebral autoregulation after bed rest: effects of volume loading and exercise countermeasures. J Appl Physiol (1985) 116(1):24–31

[125] Jobes DR, Kennell E, Bitner R, Swenson E, Wollman H (1975) Effects of morphine-nitrous oxide anesthesia on cerebral autoregulation. Anesthesiology 42(1):30–34

[126] Jochum T, Reinhard M, Boettger MK, Piater M, Bär KJ (2010) Impaired cerebral autoregulation during acute alcohol withdrawal. Drug Alcohol Depend 110(3):240–246

[127] Jordan JD, Powers WJ (2012) Cerebral autoregulation and acute ischemic stroke. Am J Hypertens 25(9):946–950

[128] Joshi B, Ono M, Brown C, Brady K, Easley RB, Yenokyan G, Gottesman RF, Hogue CW (2012) Predicting the limits of cerebral autoregulation during cardiopulmonary bypass. Anesth Analg 114(3):503–510

[129] Jünger EC, Newell DW, Grant GA, Avellino AM, Ghatan S, Douville CM, Lam AM, Aaslid R, Winn HR (1997) Cerebral autoregulation following minor head injury. J Neurosurg 86(3): 425–432

[130] Kaiser JR, Gauss CH, Williams DK (2005) The effects of hypercapnia on cerebral autoregulation in ventilated very low birth weight infants. Pediatr Res 58(5):931–935

[131] Khandelwal E, Jaryal AK, Deepak KK (2011) Cardiovascular autonomic functions and cerebral autoregulation in patients with orthostatic hypotension. Indian J Med Res 134:463–469

[132] Kim YS, Nur E, van Beers EJ, Truijen J, Davis SC, Biemond BJ, van Lieshout JJ (2009) Dynamic cerebral autoregulation in homozygous Sickle cell disease. Stroke 40(3):808–814

[133] Kirkness CJ, Mitchell PH, Burr RL, Newell DW (2001) Cerebral autoregulation and outcome in acute brain injury. Biol Res Nurs 2(3):175–185

[134] Kitagawa K (2010) Carotid stenosis, baroreceptor sensitivity and cerebral autoregulation-implication for cerebral hyperperfusion syndrome. Circ J 74(10):2058–2059

[135] Koch A, Ivers M, Gehrt A, Schnoor P, Rump A, Rieckert H (2005) Cerebral autoregulation is temporarily disturbed in the early recovery phase after dynamic resistance exercise. Clin Auton Res 15(2):83–91

[136] Laflam A, Joshi B, Brady K, Yenokyan G, Brown C, Everett A, Selnes O, McFarland E, Hogue CW (2015) Shoulder surgery in the beach chair position is associated with diminished cerebral autoregulation but no differences in postoperative cognition or brain injury biomarker levels compared with supine positioning: the anesthesia patient safety foundation beach chair study. Anesth Analg 120(1):176–185

[137] Lagi A, Bacalli S, Cencetti S, Paggetti C, Colzi L (1994) Cerebral autoregulation in orthostatic hypotension. A transcranial Doppler study. Stroke 25(9):1771–1775

[138] Lagi A, La Villa G, Barletta G, Cencetti S, Bacalli S, Cipriani M, Foschi M, Lazzeri C, Del Bene R, Gentilini P, Laffi G (1997) Cerebral autoregulation in patients with cirrhosis and ascites. A transcranial Doppler study. J Hepatol 27(1):114–120

[139] Lam JM, Smielewski P, Czosnyka M, Pickard JD, Kirkpatrick PJ (2000) Predicting delayed ischemic deficits after aneurysmal subarachnoid hemorrhage using a transient hyperemic response test of cerebral autoregulation. Neurosurgery 47(4):819–825;

discussions 825–826

[140] Lang EW, Diehl RR, Mehdorn HM (2001) Cerebral autoregulation testing after aneurysmal subarachnoid hemorrhage: the phase relationship between arterial blood pressure and cerebral blood flow velocity. Crit Care Med 29(1):158–163

[141] Lang EW, Czosnyka M, Mehdorn HM (2003) Tissue oxygen reactivity and cerebral autoregulation after severe traumatic brain injury. Crit Care Med 31(1):267–271

[142] Lassen NA (1959) Cerebral blood flow and oxygen consumption in man. Physiol Rev 39(2): 183–238

[143] Lavinio A, Rasulo FA, De Peri E, Czosnyka M, Latronico N (2009) The relationship between the intracranial pressure-volume index and cerebral autoregulation. Intensive Care Med 35(3): 546–549

[144] Lewis PM, Smielewski P, Pickard JD, Czosnyka M (2007) Dynamic cerebral autoregulation: should intracranial pressure be taken into account? Acta Neurochir (Wien) 149(6):549–555; discussion 555

[145] Lewis PM, Rosenfeld JV, Diehl RR, Mehdorn HM, Lang EW (2008) Phase shift and correlation coefficient measurement of cerebral autoregulation during deep breathing in traumatic brain injury (TBI). Acta Neurochir (Wien) 150(2):139–146; discussion 146–147

[146] Lewis PM, Smielewski P, Rosenfeld JV, Pickard JD, Czosnyka M (2012) Assessment of cerebral autoregulation from respiratory oscillations in ventilated patients after traumatic brain injury. Acta Neurochir Suppl 114:141–146

[147] Lewis PM, Smielewski P, Rosenfeld JV, Pickard JD, Czosnyka M (2014) A continuous correlation between intracranial pressure and cerebral blood flow velocity reflects cerebral autoregulation impairment during intracranial pressure plateau waves. Neurocrit Care 21(3):514–525

[148] Liau BY, Yeh SJ, Chiu CC, Tsai YC (2008) Dynamic cerebral autoregulation assessment using chaotic analysis in diabetic autonomic neuropathy. Med Biol Eng Comput 46(1):1–9

[149] Lin YJ, Po HL, Hsu HY, Chung CP, Sheng WY, Hu HH (2011) Transcranial Doppler studies on cerebral autoregulation suggest prolonged cerebral vasoconstriction in a subgroup of patients with orthostatic intolerance. Ultrasound Med Biol 37(10):1554–1560

[150] Lind-Holst M, Cotter JD, Helge JW, Boushel R, Augustesen H, Van Lieshout JJ, Pott FC (2011) Cerebral autoregulation dynamics in endurance-trained individuals. J Appl Physiol (1985) 110 (5):1327–1333

[151] List J, Lesemann A, Kübke JC, Külzow N, Schreiber SJ, Flöel A (2015) Impact of tDCS on cerebral autoregulation in aging and in patients with cerebrovascular diseases. Neurology 84 (6):626–628

[152] Liu X, Czosnyka M, Donnelly J, Budohoski KP, Varsos GV, Nasr N, Brady KM, Reinhard M, Hutchinson PJ, Smielewski P (2015) Comparison of frequency and time domain methods of assessment of cerebral autoregulation in traumatic brain injury. J

Cereb Blood Flow Metab 35 (2):248–256

[153] Lucas SJ, Tzeng YC, Galvin SD, Thomas KN, Ogoh S, Ainslie PN (2010) Influence of changes in blood pressure on cerebral perfusion and oxygenation. Hypertension 55(3):698–705

[154] Ma L, Roberts JS, Pihoker C, Richards TL, Shaw DW, Marro KI, Vavilala MS (2014) Transcranial Doppler-based assessment of cerebral autoregulation in critically ill children during diabetic ketoacidosis treatment. Pediatr Crit Care Med 15(8):742–749

[155] Mankovsky BN, Piolot R, Mankovsky OL, Ziegler D (2003) Impairment of cerebral autoregulation in diabetic patients with cardiovascular autonomic neuropathy and orthostatic hypotension. Diabet Med 20(2):119–126

[156] Marthol H, Werner D, Brown CM, Hecht M, Daniel WG, Hilz MJ (2005) Enhanced external counterpulsation does not compromise cerebral autoregulation. Acta Neurol Scand 111(1): 34–41

[157] McCulloch TJ, Visco E, Lam AM (2000) Graded hypercapnia and cerebral autoregulation during sevoflurane or propofol anesthesia. Anesthesiology 93(5):1205–1209

[158] Menke J, Michel E, Hillebrand S, von Twickel J, Jorch G (1997) Cross-spectral analysis of cerebral autoregulation dynamics in high risk preterm infants during the perinatal period. Pediatr Res 42(5):690–699

[159] Mense L, Reimann M, Rüdiger H, Gahn G, Reichmann H, Hentschel H, Ziemssen T (2010) Autonomic function and cerebral autoregulation in patients undergoing carotid endarterectomy. Circ J 74(10):2139–2145

[160] Meyer JS, Shimazu K, Okamoto S, Koto A, Ito Y, Sari A, Ericsson AD (1973) Two separate mechanisms controlling cerebral blood flow: effect of alpha adrenergic blockade on cerebral autoregulation and chemical vasomotor control. Trans Am Neurol Assoc 98:284–286

[161] Meyer JS, Okamoto S, Sari A, Koto A, Itoh Y, Ericsson AD (1974) Effects of beta-adrenergic blockade on cerebral autoregulation and chemical vasomotor control in patients with stroke. Stroke 5(2):167–179

[162] Michel E, Zernikow B, von Twickel J, Hillebrand S, Jorch G (1995) Critical closing pressure in preterm neonates: towards a comprehensive model of cerebral autoregulation. Neurol Res 17 (2):149–155

[163] Moerman AT, Vanbiervliet VM, Van Wesemael A, Bouchez SM, Wouters PF, De Hert SG (2015) Assessment of Cerebral Autoregulation Patterns with Near-infrared Spectroscopy during Pharmacological-induced Pressure Changes. Anesthesiology 123(2):327–335

[164] Müller M, Bianchi O, Erülkü S, Stock C, Schwerdtfeger K, Homburg Traumatic Brain Injury Group (HOTBIG) (2003) Brain lesion size and phase shift as an index of cerebral autoregulation in patients with severe head injury. Acta Neurochir (Wien) 145(8):643–647; discussion 647–648

[165] Murkin JM, Farrar JK, Tweed WA, McKenzie FN, Guiraudon G (1987) Cerebral

autoregulation and flow/metabolism coupling during cardiopulmonary bypass: the influence of $PaCO_2$. Anesth Analg 66(9):825–832

[166] Myburgh JA (2004) Quantifying cerebral autoregulation in health and disease. Crit Care Resusc 6 (1):59–67

[167] Nakagawa K, Serrador JM, LaRose SL, Sorond FA (2011) Dynamic cerebral autoregulation after intracerebral hemorrhage: A case-control study. BMC Neurol 31(11):108

[168] Narayanan K, Collins JJ, Hamner J, Mukai S, Lipsitz LA (2001) Predicting cerebral blood flow response to orthostatic stress from resting dynamics: effects of healthy aging. Am J Physiol Regul Integr Comp Physiol 281(3):R716–R722

[169] Nasr N, Traon AP, Czosnyka M, Tiberge M, Schmidt E, Larrue V (2009) Cerebral autoregulation in patients with obstructive sleep apnea syndrome during wakefulness. Eur J Neurol 16 (3):386–391

[170] Nasr N, Czosnyka M, Arevalo F, Hanaire H, Guidolin B, Larrue V (2011) Autonomic neuropathy is associated with impairment of dynamic cerebral autoregulation in type 1 diabetes. Auton Neurosci 160(1–2):59–63

[171] Nasr N, Czosnyka M, Pavy-Le Traon A, Custaud MA, Liu X, Varsos GV, Larrue V (2014) Baroreflex and cerebral autoregulation are inversely correlated. Circ J 78(10):2460–2467

[172] Neri E, Sassi C, Barabesi L, Massetti M, Pula G, Buklas D, Tassi R, Giomarelli P (2004) Cerebral autoregulation after hypothermic circulatory arrest in operations on the aortic arch. Ann Thorac Surg 77(1):72–79; discussion 79–80

[173] Newell DW, Weber JP, Watson R, Aaslid R, Winn HR (1996) Effect of transient moderate hyperventilation on dynamic cerebral autoregulation after severe head injury. Neurosurgery 39 (1):35–43; discussion 43–44

[174] Newman MF, Croughwell ND, Blumenthal JA, White WD, Lewis JB, Smith LR, Frasco P, Towner EA, Schell RM, Hurwitz BJ, et al (1994) Effect of aging on cerebral autoregulation during cardiopulmonary bypass. Association with postoperative cognitive dysfunction. Circulation 90(5 Pt 2):II243–249

[175] Nishizawa H, Kudoh I (1996) Cerebral autoregulation is impaired in patients resuscitated after cardiac arrest. Acta Anaesthesiol Scand 40(9):1149–1153

[176] Nissen P, Pacino H, Frederiksen HJ, Novovic S, Secher NH (2009) Near-infrared spectroscopy for evaluation of cerebral autoregulation during orthotopic liver transplantation. Neurocrit Care 11 (2):235–241

[177] Numan T, Bain AR, Hoiland RL, Smirl JD, Lewis NC, Ainslie PN (2014) Static autoregulation in humans: a review and reanalysis. Med Eng Phys 36(11):1487–1495

[178] Ocon AJ, Medow MS, Taneja I, Clarke D, Stewart JM (2009a) Decreased upright cerebral blood flow and cerebral autoregulation in normocapnic postural tachycardia syndrome. Am J Physiol Heart Circ Physiol 297(2):H664–H673

[179] Ocon AJ, Kulesa J, Clarke D, Taneja I, Medow MS, Stewart JM (2009b) Increased phase synchronization and decreased cerebral autoregulation during fainting in the

young. Am J Physiol Heart Circ Physiol 297(6):H2084–H2095

[180] Oehm E, Reinhard M, Keck C, Els T, Spreer J, Hetzel A (2003) Impaired dynamic cerebral autoregulation in eclampsia. Ultrasound Obstet Gynecol 22(4):395–398

[181] Oeinck M, Neunhoeffer F, Buttler KJ, Meckel S, Schmidt B, Czosnyka M, Weiller C, Reinhard M (2013) Dynamic cerebral autoregulation in acute intracerebral hemorrhage. Stroke 44 (10):2722–2728

[182] Ogawa Y, Iwasaki K, Aoki K, Kojima W, Kato J, Ogawa S (2008) Dexmedetomidine weakens dynamic cerebral autoregulation as assessed by transfer function analysis and the thigh cuff method. Anesthesiology 109(4):642–650

[183] Ogawa Y, Iwasaki K, Aoki K, Saitoh T, Kato J, Ogawa S (2009) Dynamic cerebral autoregulation after mild dehydration to simulate microgravity effects. Aviat Space Environ Med 80(5): 443–447

[184] Ogawa Y, Iwasaki K, Aoki K, Yanagida R, Ueda K, Kato J, Ogawa S (2015) The effects of flumazenil after midazolam sedation on cerebral blood flow and dynamic cerebral autoregulation in healthy young males. J Neurosurg Anesthesiol 27(4):275–281

[185] Ogoh S, Dalsgaard MK, Yoshiga CC, Dawson EA, Keller DM, Raven PB, Secher NH (2005) Dynamic cerebral autoregulation during exhaustive exercise in humans. Am J Physiol Heart Circ Physiol 288(3):H1461–H1467

[186] Ohashi N, Yasumura S, Nakagawa H, Shojaku H, Mizukoshi K (1991) Cerebral autoregulation in patients with orthostatic hypotension. Ann Otol Rhinol Laryngol 100(10):841–844

[187] Ono M, Joshi B, Brady K, Easley RB, Zheng Y, Brown C, Baumgartner W, Hogue CW (2012) Risks for impaired cerebral autoregulation during cardiopulmonary bypass and postoperative stroke. Br J Anaesth 109(3):391–398

[188] Ono M, Zheng Y, Joshi B, Sigl JC, Hogue CW (2013) Validation of a stand-alone near-infrared spectroscopy system for monitoring cerebral autoregulation during cardiac surgery. Anesth Analg 116(1):198–204

[189] Ono M, Brady K, Easley RB, Brown C, Kraut M, Gottesman RF, Hogue CW Jr (2014) Duration and magnitude of blood pressure below cerebral autoregulation threshold during cardiopulmonary bypass is associated with major morbidity and operative mortality. J Thorac Cardiovasc Surg 147(1):483–489

[190] Ortega-Gutierrez S, Petersen N, Masurkar A, Reccius A, Huang A, Li M, Choi JH, Marshall RS (2014) Reliability, asymmetry, and age influence on dynamic cerebral autoregulation measured by spontaneous fluctuations of blood pressure and cerebral blood flow velocities in healthy individuals. J Neuroimag 24(4):379–386

[191] Otite F, Mink S, Tan CO, Puri A, Zamani AA, Mehregan A, Chou S, Orzell S, Purkayastha S, Du R, Sorond FA (2014) Impaired cerebral autoregulation is associated with vasospasm and delayed cerebral ischemia in subarachnoid hemorrhage. Stroke 45(3):677–682

[192] Oudegeest-Sander MH, van Beek AH, Abbink K, Olde Rikkert MG, Hopman MT, Claassen JA (2014) Assessment of dynamic cerebral autoregulation and cerebrovascular

CO_2 reactivity in ageing by measurements of cerebral blood flow and cortical oxygenation. Exp Physiol 99 (3):586–598

[193] Panerai RB, Kelsall AW, Rennie JM, Evans DH (1995) Cerebral autoregulation dynamics in premature newborns. Stroke 26(1):74–80

[194] Panerai RB, Rennie JM, Kelsall AW, Evans DH (1998) Frequency-domain analysis of cerebral autoregulation from spontaneous fluctuations in arterial blood pressure. Med Biol Eng Comput. 36(3):315–322

[195] Panerai RB, Hudson V, Fan L, Mahony P, Yeoman PM, Hope T, Evans DH (2002) Assessment of dynamic cerebral autoregulation based on spontaneous fluctuations in arterial blood pressure and intracranial pressure. Physiol Meas 23(1):59–72

[196] Panerai RB, Kerins V, Fan L, Yeoman PM, Hope T, Evans DH (2004) Association between dynamic cerebral autoregulation and mortality in severe head injury. Br J Neurosurg 18 (5):471–479

[197] Papademetriou MD, Tachtsidis I, Elliot MJ, Hoskote A, Elwell CE (2012) Multichannel near infrared spectroscopy indicates regional variations in cerebral autoregulation in infants supported on extracorporeal membrane oxygenation. J Biomed Opt 17(6):067008

[198] Parry SW, Steen N, Baptist M, Fiaschi KA, Parry O, Kenny RA (2006) Cerebral autoregulation is impaired in cardioinhibitory carotid sinus syndrome. Heart 92(6):792–797

[199] Pavy-Le Traon A, Hughson RL, Thalamas C, Galitsky M, Fabre N, Rascol O, Senard JM (2006) Cerebral autoregulation is preserved in multiple system atrophy: a transcranial Doppler study. Mov Disord 21(12):2122–2126

[200] Petersen NH, Ortega-Gutierrez S, Reccius A, Masurkar A, Huang A, Marshall RS (2015) Dynamic cerebral autoregulation is transiently impaired for one week after large-vessel acute ischemic stroke. Cerebrovasc Dis 39(2):144–150

[201] Preisman S, Marks R, Nahtomi-Shick O, Sidi A (2005) Preservation of static and dynamic cerebral autoregulation after mild hypothermic cardiopulmonary bypass. Br J Anaesth 95(2):207–211

[202] Puppo C, Lopez L, Farina G, Caragna E, Moraes L, Iturralde A, Biestro A (2007) Indomethacin and cerebral autoregulation in severe head injured patients: a transcranial Doppler study. Acta Neurochir (Wien) 149(2):139–149; discussion 149

[203] Puppo C, López L, Caragna E, Biestro A (2008) One-minute dynamic cerebral autoregulation in severe head injury patients and its comparison with static autoregulation. A transcranial Doppler study. Neurocrit Care 8(3):344–352

[204] Radolovich DK, Aries MJ, Castellani G, Corona A, Lavinio A, Smielewski P, Pickard JD, Czosnyka M (2011) Pulsatile intracranial pressure and cerebral autoregulation after traumatic brain injury. Neurocrit Care 15(3):379–386

[205] Ragauskas A, Daubaris G, Petkus V, Ragaisis V, Ursino M (2005) Clinical study of continuous non-invasive cerebrovascular autoregulation monitoring in neurosurgical ICU. Acta Neurochir Suppl 95:367–370

[206] Reinhard M, Hetzel A, Lauk M, Lücking CH (2001a) Dynamic cerebral autoregulation testing as a diagnostic tool in patients with carotid artery stenosis. Neurol Res 23(1):55–63

[207] Reinhard M, Hetzel A, Lauk M, Lücking CH (2001b) Evaluation of impaired dynamic cerebral autoregulation by the Mueller manoeuvre. Clin Physiol 21(2):229–237

[208] Reinhard M, Müller T, Guschlbauer B, Timmer J, Hetzel A (2003a) Transfer function analysis for clinical evaluation of dynamic cerebral autoregulation–a comparison between spontaneous and respiratory-induced oscillations. Physiol Meas 24(1):27–43

[209] Reinhard M, Roth M, Müller T, Czosnyka M, Timmer J, Hetzel A (2003b) Cerebral autoregulation in carotid artery occlusive disease assessed from spontaneous blood pressure fluctuations by the correlation coefficient index. Stroke 34(9):2138–2144

[210] Reinhard M, Müller T, Guschlbauer B, Timmer J, Hetzel A (2003c) Dynamic cerebral autoregulation and collateral flow patterns in patients with severe carotid stenosis or occlusion. Ultrasound Med Biol 29(8):1105–1113

[211] Reinhard M, Müller T, Roth M, Guschlbauer B, Timmer J, Hetzel A (2003d) Bilateral severe carotid artery stenosis or occlusion—cerebral autoregulation dynamics and collateral flow patterns. Acta Neurochir (Wien) 145(12):1053–1059; discussion 1059–1060

[212] Reinhard M, Roth M, Müller T, Guschlbauer B, Timmer J, Czosnyka M, Hetzel A (2004) Effect of carotid endarterectomy or stenting on impairment of dynamic cerebral autoregulation. Stroke 35(6):1381–1387

[213] Reinhard M, Roth M, Guschlbauer B, Harloff A, Timmer J, Czosnyka M, Hetzel A (2005) Dynamic cerebral autoregulation in acute ischemic stroke assessed from spontaneous blood pressure fluctuations. Stroke 36(8):1684–1689

[214] Reinhard M, Wehrle-Wieland E, Roth M, Niesen WD, Timmer J, Weiller C, Hetzel A (2007) Preserved dynamic cerebral autoregulation in the middle cerebral artery among persons with migraine. Exp Brain Res 180(3):517–523

[215] Reinhard M, Wihler C, Roth M, Harloff A, Niesen WD, Timmer J, Weiller C, Hetzel A (2008) Cerebral autoregulation dynamics in acute ischemic stroke after rtPA thrombolysis. Cerebrovasc Dis 26(2):147–155

[216] Reinhard M, Neunhoeffer F, Gerds TA, Niesen WD, Buttler KJ, Timmer J, Schmidt B, Czosnyka M, Weiller C, Hetzel A (2010) Secondary decline of cerebral autoregulation is associated with worse outcome after intracerebral hemorrhage. Intensive Care Med 36(2): 264–271

[217] Reinhard M, Roth M, Guschlbauer B, Czosnyka M, Timmer J, Weiller C, Hetzel A (2011) The course of dynamic cerebral autoregulation during cervical internal carotid artery occlusion. Neurol Res 33(9):921–926

[218] Reinhard M, Rutsch S, Lambeck J, Wihler C, Czosnyka M, Weiller C, Hetzel A (2012a) Dynamic cerebral autoregulation associates with infarct size and outcome after ischemic stroke. Acta Neurol Scand 125(3):156–162

[219] Reinhard M, Schork J, Allignol A, Weiller C, Kaube H (2012b) Cerebellar and cerebral

autoregulation in migraine. Stroke 43(4):987–993

[220] Reinhard M, Schumacher FK, Rutsch S, Oeinck M, Timmer J, Mader I, Schelter B, Weiller C, Kaller CP (2014) Spatial mapping of dynamic cerebral autoregulation by multichannel near-infrared spectroscopy in high-grade carotid artery disease. J Biomed Opt 19(9):97005

[221] Riera J, Cabañas F, Serrano JJ, Bravo MC, López-Ortego P, Sánchez L, Madero R, Pellicer A (2014) New time-frequency method for cerebral autoregulation in newborns: predictive capacity for clinical outcomes. J Pediatr 165(5):897–902.e1

[222] Roberts JS, Vavilala MS, Schenkman KA, Shaw D, Martin LD, Lam AM (2006) Cerebral hyperemia and impaired cerebral autoregulation associated with diabetic ketoacidosis in critically ill children. Crit Care Med 34(8):2217–2223

[223] Rozet I, Vavilala MS, Lindley AM, Visco E, Treggiari M, Lam AM (2006) Cerebral autoregulation and CO_2 reactivity in anterior and posterior cerebral circulation during sevoflurane anesthesia. Anesth Analg 102(2):560–564

[224] Saeed NP, Panerai RB, Horsfield MA, Robinson TG (2013) Does stroke subtype and measurement technique influence estimation of cerebral autoregulation in acute ischaemic stroke? Cerebrovasc Dis 35(3):257–261

[225] Sakagami J, Ono T, Hasegawa Y, Hori K, Zhang M, Maeda Y (2011) Transfer function analysis of cerebral autoregulation dynamics during jaw movements. J Dent Res 90(1):71–76

[226] Salinet AS, Robinson TG, Panerai RB (2015) Effects of cerebral ischemia on human neurovascular coupling, CO_2 reactivity, and dynamic cerebral autoregulation. J Appl Physiol (1985) 118 (2):170–177

[227] Schmidt JF, Waldemar G, Vorstrup S, Andersen AR, Gjerris F, Paulson OB (1990) Computerized analysis of cerebral blood flow autoregulation in humans: validation of a method for pharmacologic studies. J Cardiovasc Pharmacol 15(6):983–988

[228] Schmidt EA, Czosnyka M, Smielewski P, Piechnik SK, Pickard JD (2002) Asymmetry of cerebral autoregulation following head injury. Acta Neurochir Suppl 81:133–134

[229] Schmidt B, Czosnyka M, Raabe A, Yahya H, Schwarze JJ, Sackerer D, Sander D, Klingelhöfer J (2003) Adaptive noninvasive assessment of intracranial pressure and cerebral autoregulation. Stroke 34(1):84–89

[230] Schmieder K, Schregel W, Harders A, Cunitz G (2000) Dynamic cerebral autoregulation in patients undergoing surgery for intracranial tumors. Eur J Ultrasound 12(1):1–7

[231] Schmieder K, Möller F, Engelhardt M, Scholz M, Schregel W, Christmann A, Harders A (2006) Dynamic cerebral autoregulation in patients with ruptured and unruptured aneurysms after induction of general anesthesia. Zentralbl Neurochir 67(2):81–87

[232] Schondorf R, Benoit J, Stein R (2001a) Cerebral autoregulation in orthostatic intolerance. Ann N Y Acad Sci 940:514–526

[233] Schondorf R, Stein R, Roberts R, Benoit J, Cupples W (2001b) Dynamic cerebral autoregulation is preserved in neurally mediated syncope. J Appl Physiol (1985) 91(6):2493–2502

[234] Schondorf R, Benoit J, Stein R (2005) Cerebral autoregulation is preserved in postural tachycardia syndrome. J Appl Physiol (1985) 99(3):828–835

[235] Schoof J, Lubahn W, Baeumer M, Kross R, Wallesch CW, Kozian A, Huth C, Goertler M (2007) Impaired cerebral autoregulation distal to carotid stenosis/occlusion is associated with increased risk of stroke at cardiac surgery with cardiopulmonary bypass. J Thorac Cardiovasc Surg 134(3):690–696

[236] Schwarz S, Georgiadis D, Aschoff A, Schwab S (2002) Effects of induced hypertension on intracranial pressure and flow velocities of the middle cerebral arteries in patients with large hemispheric stroke. Stroke 33(4):998–1004

[237] Sekhon MS, Griesdale DE, Czosnyka M, Donnelly J, Liu X, Aries MJ, Robba C, Lavinio A, Menon DK, Smielewski P, Gupta AK (2015) The effect of red blood cell transfusion on cerebral autoregulation in patients with severe traumatic brain injury. Neurocrit Care 23 (2):210–216

[238] Serrador JM, Wood SJ, Picot PA, Stein F, Kassam MS, Bondar RL, Rupert AH, Schlegel TT (2001) Effect of acute exposure to hypergravity (GX vs. GZ) on dynamic cerebral autoregulation. J Appl Physiol (1985) 91(5):1986–1994

[239] Ševerdija EE, Gommer ED, Weerwind PW, Reulen JP, Mess WH, Maessen JG (2015a) Assessment of dynamic cerebral autoregulation and cerebral carbon dioxide reactivity during normothermic cardiopulmonary bypass. Med Biol Eng Comput 53(3):195–203

[240] Ševerdija EE, Vranken NP, Simons AP, Gommer ED, Heijmans JH, Maessen JG, Weerwind PW (2015b) Hemodilution Combined With Hypercapnia Impairs Cerebral Autoregulation During Normothermic Cardiopulmonary Bypass. J Cardiothorac Vasc Anesth 29(5):1194–1199

[241] Sharma D, Bithal PK, Dash HH, Chouhan RS, Sookplung P, Vavilala MS (2010) Cerebral autoregulation and CO_2 reactivity before and after elective supratentorial tumor resection. J Neurosurg Anesthesiol 22(2):132–137

[242] Soehle M, Czosnyka M, Pickard JD, Kirkpatrick PJ (2004) Continuous assessment of cerebral autoregulation in subarachnoid hemorrhage. Anesth Analg 98(4):1133–1139

[243] Sorond FA, Khavari R, Serrador JM, Lipsitz LA (2005) Regional cerebral autoregulation during orthostatic stress: age-related differences. J Gerontol A Biol Sci Med Sci 60(11):1484–1487

[244] Sorrentino E, Budohoski KP, Kasprowicz M, Smielewski P, Matta B, Pickard JD, Czosnyka M (2011) Critical thresholds for transcranial Doppler indices of cerebral autoregulation in traumatic brain injury. Neurocrit Care 14(2):188–193

[245] Steiner LA, Pfister D, Strebel SP, Radolovich D, Smielewski P, Czosnyka M (2009) Near-infrared spectroscopy can monitor dynamic cerebral autoregulation in adults. Neurocrit Care 10 (1):122–128

[246] Stoll M, Seidel A, Schimrigk K, Hamann GF (1999) Orthostasis as a test for cerebral autoregulation in normal persons and patients with carotid artery disease. J Neuroimag 9 (2):113–117

[247] Strauss GI, Hansen BA, Herzog T, Larsen FS (2000) Cerebral autoregulation in patients

with end-stage liver disease. Eur J Gastroenterol Hepatol 12(7):767–771

[248] Strebel S, Lam AM, Matta B, Mayberg TS, Aaslid R, Newell DW (1995) Dynamic and static cerebral autoregulation during isoflurane, desflurane, and propofol anesthesia. Anesthesiology 83(1):66–76

[249] Subudhi AW, Panerai RB, Roach RC (2010) Effects of hypobaric hypoxia on cerebral autoregulation. Stroke 41(4):641–646

[250] Subudhi AW, Fan JL, Evero O, Bourdillon N, Kayser B, Julian CG, Lovering AT, Panerai RB, Roach RC (2014) AltitudeOmics: cerebral autoregulation during ascent, acclimatization, and re-exposure to high altitude and its relation with acute mountain sickness. J Appl Physiol (1985) 116(7):724–729

[251] Subudhi AW, Grajzel K, Langolf RJ, Roach RC, Panerai RB, Davis JE (2015) Cerebral autoregulation index at high altitude assessed by thigh-cuff and transfer function analysis techniques. Exp Physiol 100(2):173–181

[252] Summors AC, Gupta AK, Matta BF (1999) Dynamic cerebral autoregulation during sevoflurane anesthesia: a comparison with isoflurane. Anesth Analg 88(2):341–345

[253] Sundgreen C, Larsen FS, Herzog TM, Knudsen GM, Boesgaard S, Aldershvile J (2001) Autoregulation of cerebral blood flow in patients resuscitated from cardiac arrest. Stroke 32 (1):128–132

[254] Taccone FS, Castanares-Zapatero D, Peres-Bota D, Vincent JL, Berre' J, Melot C (2010) Cerebral autoregulation is influenced by carbon dioxide levels in patients with septic shock. Neurocrit Care 12(1):35–42

[255] Tan MP, Chadwick TJ, Kerr SR, Parry SW (2014) Symptomatic presentation of carotid sinus hypersensitivity is associated with impaired cerebral autoregulation. J Am Heart Assoc 3(3): e000514

[256] Tang SC, Huang YW, Shieh JS, Huang SJ, Yip PK, Jeng JS (2008) Dynamic cerebral autoregulation in carotid stenosis before and after carotid stenting. J Vasc Surg 48(1):88–92

[257] Tarumi T, Dunsky DI, Khan MA, Liu J, Hill C, Armstrong K, Martin-Cook K, Cullum CM, Zhang R (2014) Dynamic cerebral autoregulation and tissue oxygenation in amnestic mild cognitive impairment. J Alzheimers Dis 41(3):765–778

[258] Ter Minassian A, Beydon L, Ursino M, Gardette B, Gortan C, Richalet JP (2001) Doppler study of middle cerebral artery blood flow velocity and cerebral autoregulation during a simulated ascent of Mount Everest. Wilderness Environ Med 12(3):175–183

[259] Ter Minassian A, Dubé L, Guilleux AM, Wehrmann N, Ursino M, Beydon L (2002) Changes in intracranial pressure and cerebral autoregulation in patients with severe traumatic brain injury. Crit Care Med 30(7):1616–1622

[260] Ti LK, Mathew JP, Mackensen GB, Grocott HP, White WD, Reves JG, Newman MF (2001) Effect of apolipoprotein E genotype on cerebral autoregulation during cardiopulmonary bypass. Stroke 32(7):1514–1519

[261] Tibble RK, Girling KJ, Mahajan RP (2001) A comparison of the transient hyperemic response test and the static autoregulation test to assess graded impairment in cerebral

autoregulation during propofol, desflurane, and nitrous oxide anesthesia. Anesth Analg 93(1):171–176

[262] Tiecks FP, Douville C, Byrd S, Lam AM, Newell DW (1996) Evaluation of impaired cerebral autoregulation by the Valsalva maneuver. Stroke 27(7):1177–1182

[263] Tontisirin N, Armstead W, Waitayawinyu P, Moore A, Udomphorn Y, Zimmerman JJ, Chesnut R, Vavilala MS (2007) Change in cerebral autoregulation as a function of time in children after severe traumatic brain injury: a case series. Childs Nerv Syst 23(10):1163–1169

[264] Torabi-Nami M, Mehrabi S, Borhani-Haghighi A, Derman S (2015) Withstanding the obstructive sleep apnea syndrome at the expense of arousal instability, altered cerebral autoregulation and neurocognitive decline. J Integr Neurosci 14(2):169–193

[265] Tseng MY, Czosnyka M, Richards H, Pickard JD, Kirkpatrick PJ (2006) Effects of acute treatment with statins on cerebral autoregulation in patients after aneurysmal subarachnoid hemorrhage. Neurosurg Focus 21(3):E10

[266] Tutaj M, Brown CM, Brys M, Marthol H, Hecht MJ, Dutsch M, Michelson G, Hilz MJ (2004) Dynamic cerebral autoregulation is impaired in glaucoma. J Neurol Sci 220(1–2):49–54

[267] Urbano F, Roux F, Schindler J, Mohsenin V (2008) Impaired cerebral autoregulation in obstructive sleep apnea. J Appl Physiol (1985) 105(6):1852–1857

[268] van Beek AH, Claassen JA, Rikkert MG, Jansen RW (2008) Cerebral autoregulation: an overview of current concepts and methodology with special focus on the elderly. J Cereb Blood Flow Metab 28(6):1071–1085

[269] van Veen TR, Panerai RB, Haeri S, Griffioen AC, Zeeman GG, Belfort MA (2013) Cerebral autoregulation in normal pregnancy and preeclampsia. Obstet Gynecol 122(5):1064–1069

[270] van Veen TR, Panerai RB, Haeri S, Singh J, Adusumalli JA, Zeeman GG, Belfort MA (2015a) Cerebral autoregulation in different hypertensive disorders of pregnancy. Am J Obstet Gynecol 212(4):513.e1–7

[271] van Veen TR, Panerai RB, Haeri S, van den Berg PP, Zeeman GG, Belfort MA (2015b) Cerebral autoregulation in pregnancies complicated by diabetes and overweight. Diab Vasc Dis Res 12 (5):377–380

[272] Vavilala MS, Newell DW, Junger E, Douville CM, Aaslid R, Rivara FP, Lam AM (2002) Dynamic cerebral autoregulation in healthy adolescents. Acta Anaesthesiol Scand 46(4): 393–397

[273] Vavilala MS, Lee LA, Lee M, Graham A, Visco E, Lam AM (2003a) Cerebral autoregulation in children during sevoflurane anaesthesia. Br J Anaesth 90(5):636–641

[274] Vavilala MS, Lee LA, Lam AM (2003b) The lower limit of cerebral autoregulation in children during sevoflurane anesthesia. J Neurosurg Anesthesiol 15(4):307–312

[275] Vavilala MS, Lee LA, Boddu K, Visco E, Newell DW, Zimmerman JJ, Lam AM (2004) Cerebral autoregulation in pediatric traumatic brain injury. Pediatr Crit Care Med 5(3):257–263

[276] Vavilala MS, Muangman S, Tontisirin N, Fisk D, Roscigno C, Mitchell P, Kirkness C, Zimmerman JJ, Chesnut R, Lam AM (2006) Impaired cerebral autoregulation and 6-month outcome in children with severe traumatic brain injury: preliminary findings. Dev Neurosci 28 (4–5):348–353

[277] Vavilala MS, Muangman S, Waitayawinyu P, Roscigno C, Jaffe K, Mitchell P, Kirkness C, Zimmerman JJ, Ellenbogen R, Lam AM (2007) Neurointensive care; impaired cerebral autoregulation in infants and young children early after inflicted traumatic brain injury: a preliminary report. J Neurotrauma 24(1):87–96

[278] Vavilala MS, Tontisirin N, Udomphorn Y, Armstead W, Zimmerman JJ, Chesnut R, Lam AM (2008) Hemispheric differences in cerebral autoregulation in children with moderate and severe traumatic brain injury. Neurocrit Care 9(1):45–54

[279] Verma PK, Panerai RB, Rennie JM, Evans DH (2000) Grading of cerebral autoregulation in preterm and term neonates. Pediatr Neurol 23(3):236–242

[280] Vianna LC, Deo SH, Jensen AK, Holwerda SW, Zimmerman MC, Fadel PJ (2015) Impaired dynamic cerebral autoregulation at rest and during isometric exercise in type 2 diabetes patients. Am J Physiol Heart Circ Physiol 308(7):H681–H687

[281] Vokatch N, Grötzsch H, Mermillod B, Burkhard PR, Sztajzel R (2007) Is cerebral autoregulation impaired in Parkinson's disease? A transcranial Doppler study. J Neurol Sci 254(1–2):49–53

[282] Wang X, Krishnamurthy S, Evans J, Bhakta D, Justice L, Bruce E, Patwardhan A (2005) Transfer function analysis of gender-related differences in cerebral autoregulation. Biomed Sci Instrum 41:48–53

[283] Wang YJ, Chung CP, Sheng WY, Chao AC, Hong CJ, Hu HH (2010) Cerebral autoregulation in panic disorder. J Psychiatr Res 44(16):1246–1248

[284] White RP, Markus HS (1997) Impaired dynamic cerebral autoregulation in carotid artery stenosis. Stroke 28(7):1340–1344

[285] Wollner L, McCarthy ST, Soper ND, Macy DJ (1979) Failure of cerebral autoregulation as a cause of brain dysfunction in the elderly. Br Med J 1(6171):1117–1118

[286] Wong GT, Luginbuehl I, Karsli C, Bissonnette B (2006) The effect of sevoflurane on cerebral autoregulation in young children as assessed by the transient hyperemic response. Anesth Analg 102(4):1051–1055

[287] Yam AT, Lang EW, Lagopoulos J, Yip K, Griffith J, Mudaliar Y, Dorsch NW (2005) Cerebral autoregulation and ageing. J Clin Neurosci 12(6):643–646

[288] Zernikow B, Michel E, Kohlmann G, Steck J, Schmitt RM, Jorch G (1994) Cerebral autoregulation of preterm neonates–a non-linear control system? Arch Dis Child Fetal Neonatal Ed 70(3):F166–F173

[289] Zhang R, Zuckerman JH, Levine BD (1998) Deterioration of cerebral autoregulation during orthostatic stress: insights from the frequency domain. J Appl Physiol (1985) 85(3):1113–1122

[290] Zweifel C, Castellani G, Czosnyka M, Carrera E, Brady KM, Kirkpatrick PJ, Pickard JD, Smielewski P (2010a) Continuous assessment of cerebral autoregulation with near-

infrared spectroscopy in adults after subarachnoid hemorrhage. Stroke 41(9):1963–1968

[291] Zweifel C, Czosnyka M, Lavinio A, Castellani G, Kim DJ, Carrera E, Pickard JD, Kirkpatrick PJ, Smielewski P (2010b) A comparison study of cerebral autoregulation assessed with transcranial Doppler and cortical laser Doppler flowmetry. Neurol Res 32(4):425–428

[292] Zweifel C, Dias C, Smielewski P, Czosnyka M (2014) Continuous time-domain monitoring of cerebral autoregulation in neurocritical care. Med Eng Phys 36(5):638–645

第6章 展 望
Conclusions

一、脑血流自动调节的现状

自 1959 年 Lassen 曲线首次被提出以来，脑血流自动调节（cerebral autoregulation, CA）领域已经取得了长足的进展。新的测量技术的发展，使得在患者床旁进行 CA 评估成为可能；而先进的分析技术，也允许对多元的、非线性、非稳定的关系进行高度精细的测评，这为我们开辟了许多新的探索途径。而这些在过去约 10 年左右的时间里，大大推动了病理、生理条件下人们对 CA 的理解，从而也接受了这样一个事实，即为维持近乎恒定的脑血流量而各环节共同作用是一个非常复杂的过程。

撰写本书的动机之一是基于这样一个因素，即由 CA 研究所产生的大量文献遍布众多技术和临床期刊。特别是在近 10 年来，通过图 6-1 所示的简单统计图表就可以看出，该领域发表的论文数量呈指数级增长。仅本书就引用了 150 多种不同的期刊（还有许多被省略掉了）。或许正是因为这个原因，要想找到研究 CA 的起点似乎更难了，这也是编撰本书的目的之所在。

可能正是由于 CA 的多样性和复杂性，导致了我们对这一现象的理解出现了许多令人惊讶的差异。即使是在 Lassen 的研究过

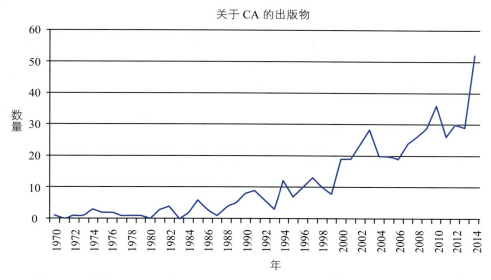

关于 CA 的出版物

图 6-1 截至 2015 年 1 月 1 日在 PubMed 上发表的标题中含有 CA 的论文数量

去了 60 多年之后，我们甚至对脑血流静态调节的运行方式仍然不十分清楚。然而，如果不能正确理解什么是自动调节，以及它在个体受试者中是如何体现的，那么就很难将研究成果转化到临床环境中去。

同样的，尽管 CA 已经在许多不同的情境中被测量，但目前来讲，它只是一个可被记录的参数，而不是一个可干预的指标。举例来说，高血压一经诊断就会使用抗高血压药物来进行治疗，但 CA 受损的诊断则不会导致任何旨在改善血流调节的措施，而仅仅是针对潜在的病因进行治疗，进而去改善大脑的自动调节功能。通常，这种益处甚至没有得到认可。即使 CA 在某些领域已被证明非常重要，如卒中后血压的管理，但也未能在治疗中将其考虑在内，甚至都没有作为考虑因素而被提及。

尽管 CA 的主要目的是确保身体其他部位向大脑提供足够的

营养物质，但是作为分布广泛的调控系统的一部分，人们对脑血流的自动调节与心血管调控系统之间相互作用的探索仍是十分匮乏的。该控制系统的一部分若发生了变化，或许就会被其他部位的额外代偿作用所抵消，以维持体内一系列生理状态下的动态平衡。卒中后患者的血压管理问题再一次清晰地表明，理解和转化的缺失是如何影响（或未能影响）临床决策的。

CA 没有广泛应用于临床的一个原因可能是，目前尚不清楚CA 是临床症状的驱动因素，还是仅仅是病理条件下所表现出来的诸多症状之一。CA 受损是病因还是症状？这非常有必要提高我们的认知水平，去理解大脑试图通过这些称之为自动调节的机制来达到何种目的，以及如何在人群中精确地测量这一点。

然而，它的复杂性更在于，通常人们只是简单地陈述 CA 受损，但这究竟意味着什么，以及是否还有更多种不同形式的受损，目前仍是不清楚的。在人类受试者的测量中，这是一个共性的问题，因为其本质仍是非常间接的，例如，0.1Hz 相位角的变化对实际的生理学指标究竟意味着什么，似乎并不是非常明确的。这是一个建模与分析技术相结合的领域，可以更多地根据潜在的生理学变化在解释数据上发挥更为重要的实质性作用，而不仅仅是聚焦于简单的指标。

同样值得注意的是，即使是血流的调控，也是一个间接的过程：大脑需要的是氧气和葡萄糖，而不是血液，这类供应的损伤才是更加重要的。日益增多的近红外光谱的使用，为详细地探索这种供给提供了巨大的可能性，同时也带来了相关的难题，即如何理解这些信号，以及它们与氧气和葡萄糖的供给和需求关系是怎样的。这可能涉及血液流体力学和新陈代谢模型的发展，这些模型可在床边使用并得到验证。但到目前为止，我们真正需要测量的究竟是什么，甚至都没有明确的答案。

目前使用的模型有两个主要的缺点，一是针对人类数据的验证模型太少了，取而代之的是动物模型。二是在充分利用不同学科、但高度相关的专业知识领域上明显不足。应该指出的是，本书完全专注于人类学科的研究，因为有大量的人类研究已经实施完成，这与早期相关领域的书籍形成鲜明对比。而很少借鉴其他研究范畴的可能原因是历史上都压倒性地在使用单一的研究模式，这贯穿了整个体系，即使当时也有很多基于不同模式的其他研究可供参考。希望通过本书对 CA 现状的阐述，能更多地与其他方向的研究人员产生互动，使该领域得到更加广泛的传播。

进行此类研究的一个显著特征，是使用了大量的各式分析方法来量化 CA 和区分不同的受试组。由于阈值的设置是极其困难的，使得各中心之间缺乏可重复性，这也意味着采用 CA 来对患者进行分层仍然十分具有挑战性。确切地说，暂时的变异性究竟意味着什么，它是一个重要的信息，还是仅仅是一个没有处理好的噪声，都很难定论。如果 CA 要进入个体化医疗领域，就必须证明它可以在个体受试者中进行稳定且可重复的测量。

二、脑血流自动调节的发展

众所周知，预测是一个难题，尤其是当它指向未来之时。然而，基于上文，这里似乎是阐述一些评论或者提出一些建议的合适地方。希望本书的优点之一，是它提供了一个参阅大量参考文献的机会，并根据追踪那些跨越主题的链接，来揭示 CA 的现状及它未来可能的走向。

阅读早期的 CA 文章都强调了这样一个事实：一些问题被一次又一次地提出，相关主题的文献也在大量增长，但它们仍然是遥不可及的。正如 Strandgaard 和 Pailson（1984）所探讨的那样，在高血压和缺血性脑血管病中，降压治疗需要结合脑血管的自动调节功能，其必要性是被认可的，但却很少或没有证据证明该如何做到这一点，很大程度上是因为它缺乏一个标准化的、个体化的 CA 度量标准，以及一项已被证明具有临床益处的随机对照研究。

自 20 世纪 90 年代以来，CA 在理解患者之间的细微差别和异质性上取得了巨大进展（Paulson 等，1990），例如在颅脑损伤和卒中患者等这类特定群体中，不仅可以发现患者的 CA 受损，而且受试者之间也存在着显著差异。然而，在个性化的医疗时代，特别需要可用于诊断和治疗的个体化 CA 指标，但目前仍无法做到这一点。

对比由 Panerai 在 1998 年和 2008 年撰写的两篇综述，非常具有启发性，其中指出了多变量分析的重要性，并着重强调了可重复性的必要性。虽然人们对 CA 多变量的性质有了更多的认识，近期也做了很多的努力去量化这一点，但是可重复性的问题在很大程度上仍未得到解决。如果不能实现这一点，就不能满足临床研究所需要的、稳定的、可再现的形式，也就很难看到个体化的

CA 指标被临床研究纳入其中。

在最近的一篇综述里，Tzeng 和 Ainslie（2014）摘取了许多这样的主题，包括缺乏对 CA 实际机制的理解，以及缺乏对各种评估方法的了解，特别提到了 CA 为什么没有转化并成为临床设置的相关背景。

很显然，如果 CA 不想保持其有趣但深奥的模式，有 4 个研究方向可以去探索：基本认识；研究方法的收敛性；可重复性以及可证明其临床效益的 RCT 研究。这些与 Donnelly 等在 2015 年提出的四个问题密切相关，即：①它是什么？②它是如何测量的？③它为什么重要？④我们能以它作为治疗的基础吗？这些问题为 CA 在整个临床情境中的作用和潜在影响提供了一个绝佳的起点。

即使在创伤性颅脑损伤（traumatic brain injury，TBI）的研究背景下，前三个问题已经得到了满意的回答，基于 CA 的最佳脑灌注压的概念也得到了很好的诠释，但还没有一个随机对照研究来证明其临床益处。这似乎是将 CA 引入临床治疗最有希望的途径之一。这将带来双重好处，既可以显示 CA 在患者管理中所发挥的作用，并作为其他病理情况研究的一个范例；又开辟了直接靶向干预 CA 的可能性，而不仅仅是将其作为一个可度量的参数。如果未来的十年里，在这一方向取得了进展，那么脑血流自动调节可能会在临床实践中占据更合适的位置，并迎来它的春天！

（钟经馨 译 曾进胜 校）

参考文献

[1] Donnelly J, Aries MJ, Czosnyka M (2015) Further understanding of cerebral autoregulation at the bedside: possible implications for future therapy. Expert Rev Neurother 15(2):169–185

[2] Panerai RB (1998) Assessment of cerebral pressure-autoregulation in humans—a review of measurement methods. Physiol Meas 19:305–338

[3] Panerai RB (2008) Cerebral autoregulation: from models to clinical applications. Cardiovasc Eng 8(1):42–59

[4] Paulson OB, Strandgaard S, Edvinsson L (1990) Cerebral autoregulation. Cerebrovasc Brain Metab Rev 2(2):161–192

[5] Strandgaard S, Paulson OB (1984) Cerebral autoregulation. Stroke 15(3):413–416

[6] Tzeng YC, Ainslie PN (2014) Blood pressure regulation IX: cerebral autoregulation under blood pressure challenges. Eur J Appl Physiol 114(3):545–559

附录 缩略语
Abbreviation

A

AIS	acute ischaemic stroke	急性缺血性卒中
AMS	acute mountain sickness	急性高山病
AD	Alzheimer's disease	阿尔茨海默病
ACA	anterior cerebral artery	大脑前动脉
ACHA	anterior choroidal artery	脉络膜前动脉
ACoA	anterior communicating artery	前交通动脉
ASA	anterior spinal artery	脊髓前动脉
ABP	arterial blood pressure	动脉血压
ASL	arterial spin labelling	动脉自旋标记
AF	atrial fibrillation	房颤
ARMA	autoregressive moving average	自回归滑动平均
ARI	autoregulation index	自动调节指数

B

BRS	baroreceptor sensitivity	压力感受器敏感性
BA	basilar artery	基底动脉
BD	bipolar disorder	双相情感障碍
BOLD	blood oxygen level dependent response	血氧水平依赖性反应
BBB	blood–brain barrier	血脑屏障

C

CPB	cardiopulmonary bypass	体外循环

CAS	carotid artery stenting	颈动脉支架植入术
CEA	carotid endarterectomy	颈动脉内膜切除术
CSH	carotid sinus hypersensitivity	颈动脉窦高敏综合征
CAA	cerebral amyloid angiopathy	淀粉样脑血管病
CA	cerebral autoregulation	脑血流自动调节
CARNet	cerebral autoregulation research network	脑血流自动调节研究网络
CBFV	cerebral blood flow velocity	脑血流速度
CBF	cerebral blood flow	脑血流量
CBV	cerebral blood volume	脑血容量
CE	cerebral edema	脑水肿
$CMRO_2$	cerebral metabolic rate of oxygen	脑氧代谢率
COx	cerebral oximetry index	脑血氧饱和度指数
CPP	cerebral perfusion pressure	脑灌注压
CSVD	cerebral small vessel disease	脑小血管病
CVT	cerebral venous thrombosis	颅内静脉血栓
CSF	cerebrospinal fluid	脑脊液
CVR	cerebrovascular reactivity	脑血管反应性
CT	computed tomography	计算机断层扫描
CCP	critical closing pressure	临界关闭压
cAMP	cyclic adenosine monophosphate	环磷酸腺苷
cGMP	cyclic guanosine monophosphate	环磷酸鸟苷

	D	
DCI	delayed cerebral ischaemic	迟发性脑缺血
DIND	delayed ischemic neurological deficit	迟发性神经功能缺损
dCA	dynamic cerebral autoregulation	动态自动调节
dRoR	dynamic rate of regulation	动态恢复率
	E	
EDRF	endothelial derived relaxing factor	内皮源性舒张因子

| EDHF | endothelial-derived hyperpolarizing factor | 内皮源性超极化因子 |

F		
FAP	familial amyloidotic polyneuropathy	家族性淀粉样变多发性神经病
fMRI	functional magenetic resonance imaging	功能磁共振

G		
GCS	Glasgow coma scale	格拉斯哥昏迷评分
GOS	Glasgow outcome scale	格拉斯哥预后评分
GTP	guanosine triphosphate	三磷酸鸟苷

H		
HAMD	Hamilton depression scale	汉密尔顿抑郁量表
HT	hemorrhagic transformation	出血转化
HF	high frequency	高频
HIE	hypoxic-ischemic encephalopathy	缺血缺氧性脑病

I		
IIH	idiopathic intracranial hypertension	特发性颅内高压
IR	impulse response	脉冲响应
IP3	inositol trisphosphate	肌醇三磷酸
ICA	internal carotid artery	颈内动脉
ICH	intracranial haemorrhage	颅内出血
ICP	intracranial pressure	颅内压
IVH	intraventricular hemorrhage	脑室内出血

L		
LBNP	low body negative pressure	下肢负压试验
LF	low frequency	低频

| LLA | lower limit of autoregulation | 自动调节下限 |

M

MABP	mean arterial blood pressure	平均动脉压
Mx	mean flow index	平均血流指数
MCA	middle cerebral artery	大脑中动脉
MCI	mild cognitive impairment	轻度认知障碍
MAC	minimum alveolar concentration	最低肺泡浓度
MMPF	multimodal pressure-flow analysis	多模态压力 - 流量分析
MLCK	myosin light chain kinase	肌球蛋白轻链激酶

N

NIRS	near infra-red spectroscopy	近红外光谱
NVC	neurovascular coupling	神经血管耦合
NVU	neurovascular unit	神经血管单元
NOS	nitric oxide synthase	一氧化氮合酶
NO	nitric oxide	一氧化氮

O

OSAS	obstructive sleep apnoea syndrome	阻塞性睡眠呼吸暂停综合征
OA	ophthalmic artery	眼动脉
CPPopt	optimal cerebral perfusion pressure	最佳脑灌注压
OCSP	Oxford community stroke project	牛津郡社区卒中项目
HbO$_2$	oxyhemoglobin	氧合血红蛋白

P

| PaCO$_2$ | partial pressure of carbon dioxide | 二氧化碳分压 |
| PET | positron emission tomography | 正电子发射断层扫描 |

PCA	posterior cerebral artery	大脑后动脉
PCoA	posterior communicating artery	后交通动脉
PICA	posterior inferior cerebellar artery	小脑后下动脉
PRx	pressure reactivity index	压力反应性指数
PVI	pressure volume index	压力容积指数
PPR	projection pursuit regression	投影追踪回归
PI	pulsatility index	搏动指数

R

RoR	rate of regulation	恢复率
mRoR	rate of regulation index	恢复率指标
ROS	reactive oxygen species	活性氧
rCBF	regional cerebral blood flow	区域脑血流量
rCBV	regional cerebral blood volume	区域脑血容量
ROSC	return of spontaneous circulation	自主循环恢复
RLS	right-to-left shunt	右向左分流

S

SR	sarcoplasmic reticulum	肌浆网
SPECT	single photon emission computed tomography	单光子发射计算机断层扫描
SRS	spatially resolved spectroscopy	空间分辨光谱学
sCA	static cerebral autoregulation	静态脑血流自动调节
SR	step response	阶跃响应
SAH	subarachnoid haemorrhage	蛛网膜下腔出血
sVLF	sub-very low frequency	次极低频段
Sx	systolic flow index	收缩期血流指数

T

| TVF | time-varying filters | 时变滤波器 |

THI	tissue haemoglobin index	组织血红蛋白指数
TOx	tissue oxygen reactivity index	组织氧反应指数
TOI	tissue oxygenation index	组织氧合指数
THx	total hemoglobin reactivity index	总血红蛋白反应指数
TCD	transcranial Doppler ultrasound	经颅多普勒超声
TFA	transfer function analysis	传递函数分析
TIA	transient ischemic attack	短暂性脑缺血发作
TBI	traumatic brain injury	创伤性脑损伤
T_1D	type 1 diabetes	1 型糖尿病
T_2D	type 2 diabetes	2 型糖尿病

U

| ULA | upper limit of autoregulation | 自动调节上限 |

V

VD	vascular dementia	血管性痴呆
VA	vertebral artery	椎动脉
VLF	very low frequency	极低频
WCC	wavelet cross-correlation	小波互相关

译后记
Translator's Postscript

脑血流自动调节研究新进展

Stephen Payne 教授在书中提到了脑血流自动调节（cerebral autoregulation，CA）的发展方向，聚焦于四个关键问题：参数的解读、标准化的测量、临床价值，以及如何应用到临床诊疗中去。可以说，近几年，CA 的研究就是沿着这个清晰的脉络快速发展和逐步丰盈起来的。

2016 年，源于国际脑血流自动调节研究网络（cerebral autoregulation research network，CARNet）"动态脑血流自动调节传递函数分析白皮书"的发表[1]，针对自发性血压波动的传递函数分析（transfer function analysis，FTA），在检查流程、参数设置、采集标准、记录时长，以及报告内容等方面进行了详细的规范，使得 CA 的测量更加稳定、可靠、具有可比性，为动态脑血流自动调节（dynamic cerebral autoregulation，dCA）研究的可重复性及同质性奠定了基础，也为多中心临床研究的开展提供了技术支撑。2020 年，*International Journal of Stroke* 杂志发布了即将进行的多中心个体患者数据 Meta 分析（international individual patient data meta-analysis，IPD-MA）研究计划[2]，这是第一次国际合作使用 IPD-MA 进行的研究，作为国际多中心项目 INFOMATAS 的一部分，该研究旨在探讨缺血性卒中患者 dCA 的损伤范围、严重程度和时间进程，以及 dCA 参数与临床结局、神经影像学、患者基线人口特征之间的关系，以建立 dCA 对缺血性卒中的风险预测及预后模型，该研究正是以多中心提供的大量的、规范化的数据集为基础而实施的。2021 年，由杨弋教授团队牵头的"动态脑血流自动调节功能评估在神经系统疾病中的临床应用专家共识"出版[3]，进一步促进了 CA 临床研究的规范化应用和推广。

一、CA 的基础研究

（一）脑血流量的调节机制

涉及脑血流量（cerebral blood flow，CBF）调控的机制非常复杂，目前比较认可的有以下四种[4]：①自动调节：即 CBF 对脑灌注压（cerebral perfusion pressure，CPP）变化的反应。脑灌注压为平均动脉压（mean arterial blood pressure，MABP）和颅内压（intracranial pressure，ICP）的差值，由于后者变化很小，因此，生理条件下，脑灌注压由平均动脉压所决定；②化学调节：也称血管反应性，是血管对血管活性物质（如 O_2、CO_2、$PaCO_2$、PaO_2 等）刺激的反应；③神经血管耦合（neurovascular coupling，NCV）：包括 CBF 对局部神经活动变化的反应，以及自主神经和感觉神经对脑血管系统的影响；④内皮依赖性调节：

指血管内皮细胞对血管紧张度和血管舒缩功能的影响。这四种机制并不是孤立运作的，它们互相影响且相互重叠，这对研究 CBF 单一调控机制的关键作用和影响带来极大挑战，但也正是因为这种重叠作用，使得 CBF 的调节成为一个强健的系统，其内的多种策略可以确保对 CBF 精确地控制，从而防止潜在的脑功能损伤。

CBF 较为恒定地维持在一定范围内，当血压持续升高导致血管管径收缩至其最大值时，称为脑血流自动调节上限（upper limits of cerebral blood flow autoregulation，ULA），超过此节点，CBF 呈线性增高，脑组织有过度灌注的风险；当血压降低导致血管管径舒张至其最大值时，为脑血流自动调节下限（lower limits of cerebral blood flow autoregulation，LLA），低于此节点，CBF 则呈线性下降，脑组织缺血风险增加[5]。除了动脉血压对 CBF 的影响之外，Hoiland 等[6]在其综述中阐述了 $PaCO_2$ 对 CBF 的影响，即使 $PaCO_2$ 的微小波动也会导致 CBF 发生很大的变化。因此，在研究 dCA 的频率限制时，应考虑 $PaCO_2$ 对 CBF 调控的作用。Panerai 等[7]对 24 名健康受试者采用不同 CO_2 浓度及过度换气状态下，评估了 $PaCO_2$ 对 dCA 频率上限（upper frequency limit，FupLim）的影响，发现 FupLim 在受试者中存在相当大的变异性。提示在 dCA 研究中，增益和相位的平均值不应该采用固定频带，尤其在高频带 0.20～0.40Hz 中不包含关于 dCA 的相关信息。对 FupLim 参数效力的进一步探讨或许可为不同病理生理状态下的 ULA 提供参考。

年龄、性别、不同脑区的 CA 测量及其差异尚不清楚。Reehal

等 [8] 对 40 名健康志愿者的大脑中动脉、大脑前动脉和大脑后动脉的 dCA 进行了评估，发现 CA 的时间延迟在不同区域能保持一致，只是后循环的血流动力学调控似乎更加严格，但大脑后动脉相对低的血流速度可能会对增益造成影响。这一研究表明，基于经颅多普勒超声（transcranial Doppler ultrasound，TCD）对不同区域进行 CA 评估是可行的，这对量化不同疾病的脑损伤范围及区域特征或许有所帮助。Panerai 等 [9] 研究了年龄、性别对 CA 的影响，发现男性的自动调节指数（autoregulation index，ARI）随年龄的增长而降低，而女性则不受影响。

（二）CA 的方法学研究进展

1. CA 的评估方法

包括静态脑血流自动调节（static cerebral autoregulation，sCA）和动态脑血流自动调节（dCA）。sCA 是指单个变量（动脉血压、CBF）达到稳定状态时所测得的动脉血压和 CBF 的变化。这一概念可以用于人为进行血压调控从而对 CA 进行评估的实验性操作，也可用于评估病理条件下（如慢性高血压等）CA 对血压慢性、持续性增高的适应性反应；dCA 则是机体自动调节功能对血压变化的快速响应（如憋气、咳嗽、姿势变化等），即 CBF 随血压实时波动时的变化。二者之间有无关联目前仍有争议 [10, 11]。从生理学角度来看，基于动脉血压和 CBF 自发波动的方法被认为是理想的，因为减少了血压操纵所导致的自主神经、感觉运动或认知过程等可能影响 dCA 内在机制的干扰 [12]。

2017 年，张荣教授团队（德克萨斯大学达拉斯西南医学中心）在新生儿脑病严重程度分层研究中，提出一种由小波分析系统定义的"小波神经血管束"（wavelet neurovascular bundle）新概念，该方法将神经血管耦合引入到 CA 评估中来，需实时动态量化 CA（关联血压和近红外光谱信号变化）和神经血管耦合（关联振幅整合脑电图和近红外光谱信号变化）[13]。同步实时测量 CA 和神经血管耦合与神经血管单元（neurovascular unit，NVU）相关。神经血管单元主要由神经元、神经胶质、血管内皮细胞、周细胞、星形胶质细胞和基底膜组成，这些组件建立动态串扰，对调节大脑的血流以及维持大脑的动态平衡至关重要[14, 15]。此外，大脑神经元振荡活动非常频繁[16]，这些振荡从非常低的频带跨越到超快的频带[17]，可促进突触可塑性和大脑功能连接，从而揭示大脑神经元功能[16, 18, 19]。因此，基于血流动力学和神经振荡活动理论同时评估 dCA 和神经血管耦合功能，对揭示大脑完整的生理活动过程有重要价值。目前，该方法正在大型队列研究中进一步验证，结果值得期待。

2. CA 评估参数

dCA 常用的评估指标包括自动调节指数（autoregulation index，ARI）、相关系数（mean blood flow index，Mx）、TFA 相关参数（增益、相位、相干性）、压力反应性指数（pressure reactivity index，PRx）等。对创伤性脑损伤（traumatic brain injury，TBI）患者而言，PRx、Mx-CPP（基于脑灌注压的 Mx）及 ARI，对预后判断均具有较强的预测价值；而对于蛛网膜下腔出血（subarachnoid hemorrhage，SAH）患者，仅 ARI 对预后较为敏感[20]。

关于记录时长，不同的研究使用了不同的数据长度[21, 22]。TFA 白皮书推荐至少连续记录 5min 的动脉血压和脑血流速度（cerebral blood flow velocity，CBFV），而目前研究中较为多见的时长是 5min 或 10min。不同的数据长度可能对 dCA 参数的准确性产生影响。Zhang 等[23] 采用有创血压、TFA 对神经重症患者进行了时长的研究，发现在 5～7min 内，dCA 参数波动较大，一致性较低，而＞7min 的数据采集，dCA 参数更加稳定。

在 TFA 分析中，常用的频带包括：极低频（0.02～0.07Hz）、低频（0.07～0.2Hz）和高频（0.2～0.5Hz）。低于 0.02Hz 频率时考虑血压和脑血流量之间的相位和增益值不可靠，但尚无足够证据判定特定频带 dCA 的均值[1]。Hamner 等[24] 的研究发现，CA 对低于 0.03Hz 的压力波动缓冲效果最佳，建议应重新定义 CA 的频带，并增加记录长度以验证其效力，同时也提出使用非线性方法的必要性。

刘嘉教授团队[25] 使用数据驱动技术对 TFA 的表达进行了优化，以区分正常和受损 dCA，其准确率高达 93.3%，这是通过机器学习技术对 TFA 进行优化的首次尝试，或对未来大量数据集不同维度的分析开辟了道路。

CA 的评估涉及较多的检测技术和测量指标，或许方法学的差异、数据采集的时间、算法以及多因素的影响导致了相互矛盾的结果。未来仍需要开发新的、稳定的测量技术和软件，以确保数据处理的可靠性和可重复性。

二、CA 的临床研究进展

（一）脑血管疾病

1. 缺血性卒中

大量的研究已表明[26, 27, 28]，缺血性卒中患者的 dCA 受损，然而对于 dCA 受损的时程、影响范围以及与临床预后的关系，似乎仍无定论。Dawson 等[29] 对缺血性卒中患者急性期和亚急性期（96h 内）进行 sCA 和 dCA 的研究发现，患者的 sCA 未受影响，但 dCA 在 1～2 周内受损，且这种损伤并不仅仅局限于患侧大脑半球，而是波及全脑的。因此，作者建议对缺血性卒中急性期和亚急性期患者的降压治疗应持谨慎态度。但该研究纳入的病例异质性较高，包括了前 / 后循环脑梗死以及腔隙性梗死患者而不同的卒中亚型对 CA 的影响可能不同。Ma 等[30] 对 67 位急性缺血性卒中（acute ischemic stroke，AIS）患者的研究亦有相似的发现，dCA 在急性期（1～3 天）双侧受损，并持续至 7～10 天，进一步按 TOAST 分型进行分层发现，大动脉粥样硬化型 dCA 受损的程度在发病 1～3 天时要高于其他亚型，并在 7～10 天继续恶化；而隐源性卒中患者的 dCA 在发病 7～10 天后迅速恢复，但小血管闭塞型的 dCA 仍持续受损。Guo 等[31] 对腔隙性脑梗死患者 6 个月随访发现，双侧弥漫性的 dCA 损伤仍然存在，考虑与脑小动脉硬化导致血管的舒缩功能障碍相关。Petersen 等[32] 对大脑中动脉区域急性脑梗死的研究发现，受累半球的 dCA 在发病第 1 周内受损，并于第 10 天恢复正常，这可能对缺血性卒中急性期的血压管理具有重要意义。众所周知，缺血性卒中早期的血压波动非常常见，而 dCA 的受损使得脑组织极易受到血压变化的影响。

然而，Salinet 等[33]采用线性自回归移动平均（autoregressive-moving average，ARMA）模型对发病 72h 内首发的缺血性卒中患者进行测量发现，脑血管反应性（cerebrovascular reactivity，CVR）和神经血管耦合均受到抑制，但 dCA 在静息状态和刺激期间与健康对照组均无明显差异，考虑与病例组的卒中严重程度较轻相关，也可能受到病例组明显低碳酸血症的影响。因此，在解释 CA 结果时，需要考虑到动脉血压和潮气末 PCO_2 的影响。从另一个角度讲，或许脑血管反应性和神经血管耦合对 AIS 期间脑血管的反应更为敏感，而低碳酸血症对卒中的影响也需要进一步探讨。

不同卒中亚型致 dCA 受损的程度、侧别、持续时间可能也不相同。有学者按照牛津郡社区卒中研究（Oxford community stroke project，OCSP）分类，对 143 例 AIS 患者（包括腔隙性脑梗死、全前循环梗死及部分前循环梗死）在发病 48h 内进行 dCA 评估发现[34]，大部分患者的 dCA 受损，其中 32% 为患侧半球受损，21% 为双侧半球受损，且这种损伤与卒中严重程度及卒中亚型无关。Salinet 等[35]对大脑中动脉供血区域不同程度缺血性卒中对 CA 的影响进行了研究，卒中严重程度由美国国立卫生研究院卒中量表（NIHSS）评分定义：轻度 ≤ 4 分、中度 5～15 分，重度 ≥ 16 分。结果表明，所有患者双侧半球的神经血管耦合均降低，而中-重度患者受累半球的 ARI 显著降低，dCA 受损与卒中严重程度以及 3 个月后的不良功能结局相关，dCA 保留的患者则预后较好。

对于缺血性卒中不同阶段 dCA 的演变仍存在争议，考虑与卒中的亚型、病程、严重程度，以及不同的测量方法有关。采用标准化的 dCA 评估技术，对缺血性卒中的不同阶段、不同亚型进行分层研究将有助于提高对 dCA 在纵向病程中的认识[36]，也有助于帮助指导不同阶段患者的血压管理，并提供有价值的预后信息。

如何处理 AIS 患者早期的血压升高是卒中治疗尚未解决的主要问题之一。有研究表明，约 76.5% 的 AIS 患者在发病早期收缩压高于 140mmHg[37]，但卒中后即刻的降压治疗和降压幅度对急性卒中的影响仍是不确定的，几个大型 AIS 降压治疗与临床预后关系的观察性研究也得出了相互矛盾的结果[38, 39, 40]。尤其对于存在大动脉狭窄的卒中患者，其颅内灌注的情况不仅取决于动脉狭窄的程度，还取决于侧支代偿的情况以及血管的调节功能，其血压的管理可能高度依赖于 dCA 的完整性[41]，低于 dCA 下限的血压管理，可能导致缺血半暗带的灌注不足，减少侧支循环代偿，进而增加梗死面积；而高于 dCA 上限的血压增高，则会导致再灌注损伤，增加出血转化风险。Castro 等[42]采用 TFA 研究了 AIS 患者 dCA 与出血转化和脑水肿之间的关系，发现缺血性卒中早期（< 6h）较低的相位与出血转化和脑水肿风险增加相关，提示 dCA 的早期评估可能有助于识别 AIS 继发损伤的个体。研究中还发现了与脑水肿相关的脑血流动力学改变，与其他 AIS 患者早期血管阻力增高相反，继发脑水肿者的脑血管阻力明显减低，同时伴有平均血流速度增快，考虑脑血管舒缩反应适应不良可能是脑水肿潜在的发病机制。

CA 不仅影响 AIS 患者的临床结局，也可能对血运重建治疗策略的有效性和功能预后产生影响[43, 44]。一项前瞻性研究[45]纳入了 93 例无症状性颈内动脉内膜切除（carotid endarterectomy, CEA）术患者，术后高灌注发生率为 22.6%（21 例），分析表明，Willis 环不完整、较差的侧支代偿血流、血压控制不良，以及脑血流储备功能减低均是术后高灌注综合征的预测指标，而与年龄、狭窄程度以及术前高血压无关。术前及术后 CA 的评估，可能有助于筛选真正能从血运重建中获益的患者，也有助于术后血流动力学的优化以及血压的管理。Sheriff 等[46]对 107 例前循环大动脉闭塞患者 CEA 术后的 dCA 进行了评估，结果显示在术后 24～96h 内可以观察到双侧 dCA 受损，与完全再通者相比，部分再通者的 dCA 明显受损，而术后早期患侧半球的 dCA 受损与出血转化风险增加相关。这一结果表明可能需要在血运重建术后的最初几天，对部分再通和 dCA 较差的患者进行更密切的血流动力学监测和更严格的血压调控，以预防并发症的发生。

溶栓过程中 dCA 的动态监测，不但可以指导溶栓再通后缺血半暗带脑组织的神经保护措施，也对无效再通患者的神经恶化提供预后信息。Nogueira 等[47]的研究表明，AIS 早期 dCA 受损增加了溶栓治疗不良反应的可能性，ARI < 4 对溶栓治疗无应答具有较好的预测价值。

2. 脑小血管病变

颅内小血管是维持细胞活性、大脑新陈代谢，以及复杂的白质网络结构的基础[48]，当脑内小动脉、微动脉、毛细血管和小静脉发生血管的纤维样变、淀粉样变、出血、狭窄及闭塞等病变时，导致的临床、认知、影像学和病理学综合征统称为脑小血管病（cerebral small vessel disease，CSVD）。CSVD 占缺血性卒中的 20%～25%[49]，是血管性痴呆最重要的病因[50]，但由于其静默性和隐匿性往往被临床和患者所忽视。已有的研究表明[26, 31]，CSVD 对 dCA 的影响是全面的、持续性的。Xiong 等[26] 根据TOAST 的分型，对 60 位 AIS 患者进行了 dCA 研究，发现大动脉粥样硬化型 AIS 患者双侧半球的 dCA 受损，同时伴有 CSVD 者 dCA 受损加重。Guo 等[31] 研究了腔隙性脑梗死的 dCA 特征，发现即使是单侧大脑中动脉或大脑后动脉区域的卒中，也可见弥漫性的、双侧 dCA 受损，且在 6 个月随访时，这种损伤依然存在。

3. 蛛网膜下腔出血

在我国，蛛网膜下腔出血（subarachnoid haemorrhage，SAH）的发生率约占卒中人群的 4.4%[51]。脑血管痉挛是 SAH 发生后出现的一种可逆性的脑动脉狭窄，高峰期为 SAH 发病后 5～7 天，表现为头痛、嗜睡、躁动，10%～45% 的患者可能继发迟发性缺血性神经功能缺损（delayed ischemic neurological deficit，DIND）[52]。引发 DIND 的病理机制目前尚不清楚，考虑与发病初期的出血损伤、微血管痉挛、微血栓形成、皮质去极化扩散以及 CA 受损相关[53]。血管痉挛的延迟发作为预防和干预 DIND 的发生提供了潜在的机会，除了靶向药物治疗外，如何管理 SAH 期间适当的血压和血容量水平，也是决定预后的重要因素之一。Gaasch 等[54] 研究了 PRx 和氧反应指数（oxygen reactivity index，ORx）对非创伤性 SAH 后迟发性脑缺血（delayed cerebral ischemia，DCI）

和临床结局的预测价值，发现在临床分级较差的 SAH 患者中（Hunt & Hess 分级 4～5 级者 62.8%，入院 24h 内病情恶化者 37.2%），早期（72h 内）较高的 PRx 与迟发性脑缺血的进展相关，也与 3 个月的不良预后独立相关，在校正了温度、性别、年龄和初始症状的严重程度之后，这种关联仍然存在。

Budohoski 等[55]采用收缩期血流指数（systolic flow index，Sx）对 98 名 SAH 患者进行了评估，与无迟发性脑缺血患者相比，发生迟发性脑缺血患者的单侧 dCA 受损，且多见于缺血侧半球，而双侧 dCA 受损则与较差的功能预后相关。Santos 等[56]研究了 121 名 SAH 患者早期 dCA 的特征及其与神经功能预后的关系，发现迟发性脑缺血患者的 dCA 与无迟发性脑缺血或仅有血管痉挛的患者相比，血流调节特征明显不同，即随着血压的瞬时降低，脑血流速度也快速明显下降；而对血压短暂增高的反应则相对较弱，脑血流速度增加的速率也显著减低。因此，个体间发生迟发性脑缺血的潜在机制可能存在差异，有针对性地进行干预或许能降低 SAH 患者神经系统病变的发生率。一项采用 CA 对 SAH 后迟发性脑缺血预测价值进行的 Meta 分析显示[57]，CA 受损对迟发性脑缺血预测的敏感性和特异性分别为 0.79（95%CI，0.65～0.86）和 0.86(95%CI，0.61～0.96)，ROC 曲线下面积为 0.87（95%CI，0.83～0.89）。

4. 血管性痴呆

5%～20% 的痴呆归因于血管性痴呆（vascular dementia，VD），考虑到在老龄患者中神经退行性病变常合并血管性病变，这一比例可能会大幅度增加[58]。卒中后出现的认知功能障碍常表现为执行功能、处理速度障碍；而临床中常见的血管性痴呆往往较为隐匿，为渐进性的认知功能减退，患者表现为平衡失调、运动协调性减低、帕金森综合征和尿失禁等[59]。影像学上可见弥漫性的脑白质病变、腔隙性脑梗死等。脑白质病变越严重，CBF 就越低[60]，而 dCA 受损可能会影响血流的再分配，导致灰质萎缩，从而影响卒中后的长期康复。Aoi 等[61] 对慢性缺血性卒中患者的研究发现，较低的相位与颞叶萎缩、较慢的步态和较差的功能预后相关。Chi[62] 等对 65 名 AIS 患者于卒中后 7 天、3 个月、1 年的 dCA 动态评估发现，较低的文化程度、脑内微出血和 dCA 受损与卒中后认知障碍独立相关，而 dCA 与进行性认知功能下降相关。

5. 脑静脉病变

颅内静脉系统疾病对 CA 的影响尚不清楚，国内学者 Chen 等[63] 采用 TFA 对颅内静脉血栓（cerebral venous thrombosis，CVT）患者的 dCA 进行了评估，发现 CVT 患者的相位显著降低，提示 dCA 受损，且为双侧。这可能意味着脑血流动力学评估对 CVT 患者的血压管理有一定的借鉴意义。但 dCA 对 CVT 患者疾病发生、发展及预后的作用尚不明了。一例个案报道追踪了静脉窦狭窄患者在支架术前及术后 3 个月 dCA 的演变过程[64]，发现患者发病时 dCA 受损，并在静脉窦支架术后及 3 个月时 dCA 逐渐好转，推测静脉闭塞在一定程度上可能会影响动脉功能，而有效的治疗措施有助于改善患者的 dCA。

Chen 对特发性颅内压高压（idiopathic intracranial hypertension，IIH）患者的 dCA 进行了评估[65]，发现 IIH 患者的相位较正常对照组减低，提示 dCA 受损，而静脉窦支架植入术可以改善 IIH 患者的 dCA。目前对脑静脉系统 dCA 的研究很少，且多为单中心小样本研究，未来可能需要进行多中心的 RCT 研究，以确定其在评估以及预后方面的临床价值。

（二）神经系统变性疾病

阿尔茨海默病（Alzheimer's disease，AD）是一种隐匿性、进行性、神经系统退行性疾病，也是痴呆最常见的病因。目前仍无有效的治疗方法，因此 AD 的早期诊断对疾病的早期识别和分层管理或将有所裨益[66]。AD 主要的病理机制是 Tau 蛋白和 Aβ 淀粉样蛋白沉积，有学者发现[67]，在淀粉样脑血管病（cerebral amyloid angiopathy，CAA）患者中，主要表现为大脑后动脉的 dCA 受损，且 dCA 受损程度与 MRI 上微出血数量相关，但这一研究受到样本量较小的限制（$n=15$ 例）。Zhang 等[68]对 42 例 AD 前期轻度认知障碍患者进行了 sCA 研究，发现 AD 早期患者的 sCA 受损。Zhou 等[69]采用 TCD 对 31 例 AD 患者进行了 CA 评估，发现卧 – 立位试验时 AD 患者脑血流速度的变化曲线明显低于正常对照组，对短暂性血压变化诱导的脑血流量改变，其调节能力下降，考虑神经血管单元或许参与了 AD 的发病机制。然而，Heus 等[70]的研究却得出相反的结论，他们采用 TFA 研究了 90 位不同病程（包括轻度认知障碍 37 例、痴呆 53 例）AD 患者的 dCA 和压力反射敏感性（baroreflex sensitivity，BRS），发现无论是静息状态还是坐 – 立位试验，AD 患者的 dCA 和 BRS 与正常对照组相比均无明显差异。说明在 AD 的不同阶段，dCA 均得以保留。

到目前为止，对 AD 患者的 CA 研究似乎得出了相互矛盾的结果。一项长达 7 年的随访队列研究显示，在普通人群中，脑低灌注与认知功能快速降低有关，且罹患痴呆的风险增加[71]，而 CA 功能完好是保护脑灌注免受血压变化影响的基本调节机制。未来可能需要对 AD 不同阶段的脑血流动力学进行更多研究，以探讨 dCA 在 AD 发生、发展病理机制中的作用。

（三）精神及心理疾病

1. 抑郁症

抑郁症是一组以情绪或心境低落为主要症状、同时伴有不同程度认知和行为改变的疾病总称[72]。随着周围环境、生活方式、家庭结构的改变，抑郁症的发病率总体呈上升趋势。据 2016 年世界卫生组织全球疾病负担研究报道，抑郁症占非感染性疾病总负担的 10%[73]，女性多于男性[74]。近年来，青少年抑郁症发病率明显增加，每 11 个青少年中就有 1 位重度抑郁患者，自杀性自残的比率也呈增长趋势[75]。因此，对青少年抑郁的研究也越来越引起临床的重视。Zhang 等[76]采用 TFA 对 43 位年轻的轻度抑郁患者进行了 dCA 评估，并以同年龄段 43 位健康志愿者作为对照组，发现抑郁组双侧半球 dCA 受损，相位与汉密尔顿抑郁量表（Hamilton depression scale，HAMD）评分呈负相关，相位截断值 29.66，可能有利于鉴别轻度抑郁患者，其敏感性和特异性分别为 75.6%、67.4%，ROC 曲线下面积为 0.669。Luo 等[77]的相关研究也发现，抑郁患者双侧 dCA 受损。上述研究表明抑郁患者 dCA 的受损是广泛且全面的，即使是年轻的轻度抑郁患者也是如此。dCA 受损可能会导致患者认知功能的逐步下降，改善患者的 dCA 或许可以作为抑郁症的一个潜在治疗靶点。

2. 精神分裂

既往的研究表明，精神分裂患者在静息状态下呈现不同区域脑血流量的增多或减少[78]，提示脑灌注可能受到损伤。Ku 等[79] 评估了 21 位精神分裂患者的 dCA，发现 Mx 明显高于健康对照组，相位则低于对照组，提示精神分裂患者维持脑血流量恒定的功能减退，dCA 反应延迟。但这一结果不能排除抗精神疾病药物对 CA 的影响，此外，其与临床症状及其预后之间的关系也不清楚，dCA 受损在精神分裂疾病发生发展的病理机制尚需更多的研究。

3. 双相情感障碍

双相情感障碍（bipolar disorder，BD）是一种慢性、反复发作性心境障碍，世界范围内发病率超过 1%，常导致认知和行为功能障碍，是青年人残疾的主要原因之一[80]。近期多项研究表明[81, 82]，双相情感障碍患者的脑血流量减少。一项纳入了 33 项关于双相情感障碍患者脑灌注研究的综述表明，低灌注主要发生于扣带回、额叶、顶叶和前颞区，在情绪和认知任务挑战时脑血流量反应性降低。双相情感障碍患者的低灌注可能与神经元激活减少、解剖结构及血管功能异常有关，也可能与神经血管单元功能障碍相关，进而损害脑微循环和脑血流量[83]。然而，Karthikeyan 等[84] 的研究却得出相反的结论，其结果显示，双相情感障碍患者的脑血流量显著高于健康对照组，但相应的脑耗氧代谢率却未见增加，提示双相情感障碍患者脑血流量和氧代谢之间的不匹配，可能存在解耦现象。

对于双相情感障碍患者脑血流量的研究似乎存在矛盾结果，目前为止，尚未见这一领域关于 CA 的研究。未来有必要对双相情感障碍患者不同阶段进行 CA 评估，以探究双相情感障碍不同情绪状态（抑郁期和躁狂期）对 CA 的影响，或许能对双相情感障碍的病理机制以及远期预后提供额外的信息。

（四）颅脑损伤

创伤性脑损伤（traumatic brain injury，TBI）后颅内压增高和脑灌注压降低与 TBI 患者的不良预后密切相关，也是继发性脑损伤的重要原因。因此，维持足够的脑血流量和合适的脑灌注压，对预防缺血性脑损伤具有重要意义 [85, 86]。有研究表明，脑灌注压与 dCA 之间呈 U 形曲线关系，dCA 指导下的最佳脑灌注压（optimal cerebral perfusion pressure，CPPopt）将有助于 TBI 患者进行个体化脑灌注压的管理 [87]。

Donnelly 等 [88] 对 729 例重度 TBI 患者进行了回顾性研究，发现通过 PRx 与脑灌注压之间的关系，可以推导出 CPPopt 的动态范围，低于 CPPopt 下限的脑灌注压管理是不良预后和死亡率的重要预测因子，dCA 引导下的个体化 CPPopt 可能是重度 TBI 患者固定 CPP 阈值管理的合理替代方案。COGiTATE 研究是第一项关于 TBI 患者在 dCA 指导下 CPPopt 管理的前瞻性、随机对照临床研究 [89]，共纳入 60 例 TBI 患者，随机分为干预组（CPPopt）和对照组（脑灌注压为 60～70mmHg），结果发现，两组的颅内压都得到很好的控制，但干预组的血流动力学支持（如输液量和升压药使用量）较对照组低，且达到 CPPopt 的时间明显少于对照组。此外，干预组死亡率低于对照组（23% vs. 44%），但未达到统计学意义。因此，作者认为 dCA 指导下的个体化 CPPopt 管理对 TBI 患者可能是有利的，且被证明是安全、可行的。

Wettervik 等[90]回顾性研究了 115 例重度 TBI 患者动脉血氧水平与脑能量代谢、dCA 和临床结局之间的关系，发现较高的动脉血氧水平与更好的压力反应性相关。这或许意味着以 CA 为导向的治疗不仅包括脑灌注压和 PRx，而更可能是多维的。

2021 年最新发布的成人重型 TBI 患者 CA 监测专家共识中指出[91]，CA 受损是 TBI 患者继发脑损伤的可能原因，但 CA 动态监测在 TBI 管理中的作用仍存在争议，基于 CPPopt 目标的益处也需要在前瞻性研究中得到证实。此外，脑血流量的调节机制非常复杂，压力驱动的血管张力变化仅是其中一个非线性因素。因此，对 CA 的测量方法、指标、效用以及在临床治疗策略中的作用仍值得深入探讨。

（五）心血管系统病变

1. 房颤

房颤（atrial fibrillation，AF）是心源性卒中的重要病因，也是认知功能障碍、痴呆和抑郁的高危因素。Junejo 等[92]评估了 30 位房颤患者的 dCA 和神经血管耦合，与年龄匹配的原发性高血压患者和健康受试者相比，房颤患者对视觉刺激的神经血管耦合反应受损，TFA 所示增益增高，提示 dCA 受损，这可能增加了房颤患者发生脑功能障碍的风险。

2. 体外循环

心脏手术体外循环（cardiopulmonary bypass，CPB）期间，较低的平均动脉压可能增加患者低灌注的风险，尤其是伴有脑血管病者。基于 dCA 指导下的平均动脉压靶点可能为体外循环期间个性化的血压管理提供更精准的依据。Hori 等[93]根据体外循环期间 CA 的上限和下限（LLA/ULA）计算出最佳平均动脉压（optimal mean arterial pressure，MAPopt）为（78±11）mmHg，平均动脉压低于 LLA 的持续时间和幅度与术后卒中和死亡率相关，而高于 ULA 的平均动脉压波动与术后谵妄相关[94]。Caldas 等[95]研究了 dCA 与体外循环术后谵妄的潜在关联，发现体外循环术后第 1 天，大多数患者的 dCA 受损，并在 7 天后恢复，而在术后 24h 和 7 天 dCA 均受损的患者发生谵妄的概率增高。因此，dCA 的评估对于识别术后谵妄患者具有很大的潜力。Brown 等[96]的研究显示，高于 LLA 的靶向平均动脉压目标管理可以降低术后谵妄的发生率。Hogue 等[97]对此进行了随机对照研究，他们将 460 名接受心脏手术并进行体外循环的患者，随机分配至常规血压组和自动调节组，结果显示基于 dCA 的平均动脉压管理并没有降低高危患者主要综合结局的发生率（如临床卒中、新发 MRI 缺血灶和术后认知能力下降），但与常规血压组相比，自动调节组术后谵妄的发生率更低、记忆测试表现更好。

3. 心脏骤停

心脏骤停复苏后的脑血流特征分为三个阶段：早期充血期（0～20min）、低灌注期（20min～12h）、血流恢复正常（12～72h），患者的预后取决于循环骤停引起的神经损伤程度[98]。

早期研究表明，心脏骤停复苏后昏迷患者的 sCA 完全丧失，平均动脉压与脑血流量呈线性相关[99]，或平台右移[100]，提示血压管理对脑灌注至关重要。最近的一项 Meta 分析[101]纳入了 6 项心脏骤停后自主循环恢复（return of spontaneous circulation，ROSC）患者 CA 监测下的 MAPopt 研究，发现由于 CA 监测方法的不同，MAPopt 存在相当大的异质性，靶向 MAPopt 与改善神经系统预后之间似乎没有关联，仅有一项研究指出，随着平均动脉压值接近 MAPopt，患者的脑组织氧合增加。Hoiland 等[102]对 10 例心脏骤停后缺血缺氧性脑病患者 MAPopt 的研究也发现，使用 PRx 和 COx 所测定的 MAPopt 之间缺乏一致性。综上，MAPopt 引导策略在减少 ROSC 后继发性损伤和改善神经系统预后方面的临床应用价值，还有待更大样本和更高质量的研究。

（六）儿科疾病

1. 新生儿 / 早产儿

胎儿生长受限、早产儿、患有先天性心脏病或缺血缺氧性脑病的婴儿都存在 CA 受损的风险[103]。一项关于早产儿 CA 的前瞻性、多中心研究显示[104]，近红外线光谱检测到的早期 CA 受损增加了早产儿死亡或脑损伤的风险。Cimatti 等[105]研究了早产儿过渡期的 CA，发现与未发生脑室内出血（intraventricular hemorrhage，IVH）的早产儿相比，脑室内出血早产儿的脑氧合（cerebral oxygenation，$CrSO_2$）在 12~30h 及 40h 后显著降低，而脑室内出血发生前患儿的组织氧合心率 – 反应性指数（tissue oxygenation–heart rate reactivity index，TOHRx）显著升高；脑氧分数提取（cerebral fractional oxygen extraction，cFTOE）在 12～30h 和 48～72h 显著升高，二者之间有短暂的降低。作者认为，或许 CA 障碍在早产儿脑室内出血发病机制中起着关键作用，脑室内出血前的脑氧合和氧提取的短暂变化可能是 CA 早期损伤的基础。TOHRx 对预测早产儿脑室内出血的潜在价值仍需进一步研究。

新生儿缺血缺氧性脑病（hypoxic–ischemic encephalopathy，HIE）可导致患儿神经功能损伤，CA 指导下的 MAPopt 或对患儿临床预后产生有利的影响。Lee 等[106]采用近红外光谱对 CA 指导下的血流动力学目标与新生儿脑损伤之间的关系进行了研究，结果表明，在治疗性低温期间和之后，MAPopt 与白质、壳核、苍白球及脑干较小的损伤相关，而血压偏离 MAPopt 以及持续时间较长与白质和中央旁回较大的脑损伤相关。

2. 儿童脑损伤

儿童中至重度 TBI 可导致 dCA 受损，且与不良预后相关。Nagel 等[107]对 10 位重度 TBI 儿童的 dCA 进行了评估，发现 PRx 与预后相关性良好，而颅内压和脑灌注压则与预后不相关。这也提示了单纯颅内压和脑灌注压的阈值管理可能不能对大脑提供足够的保护，血流动力学的动态监测或许对优化脑灌注压以及预后评估有所裨益。对于轻度 TBI 儿童 dCA 的受损情况、发生时间、程度以及与预后的关系目前尚不清楚。Lele 等[108]对 31 名复杂轻度 TBI 儿童的 CA 进行了研究，其中 15 名（48.4%）在 5 天内出现 dCA 受损，尤其多见于硬膜下血肿、硬膜外血肿，以及 SAH 儿童，且通常会扩散至对侧半球。对轻度 TBI 儿童 dCA 受损的临床意义尚不清楚，但提示临床 TBI 后的前 5 天，患儿可能很容易受到脑血流量变化的影响。随后，Thamjamrassri 等[109]对该队列患儿进行了随访，对具有完整数据的 24 名患儿进行了分析，结果显示约 2/3 的患儿在 1 年后 dCA 恢复仍不完全，但与 dCA 未受损患儿相比，格拉斯哥预后量表扩展儿科评分以及健康相关生活质量评分在两组之间均没有差异。

Moir 等[110]对 19 位青少年脑震荡患者通过坐 – 立位试验评估了 dCA，发现患者的动态恢复率（rate of regulation，RoR）较健康对照组减低，提示 dCA 受损。3 个月随访结果显示，部分个体随着临床症状的改善，dCA 恢复正常，而部分患者尽管临床症状改善，但 dCA 仍持续受损。

dCA 受损与预后之间的关系似乎有着相互矛盾的结论，是否与测量方法、疾病严重程度相关尚不明了。一项纳入了 24 846 名成人 TBI 患者的对比研究表明[111]，轻度 TBI 患者的痴呆发生率明显高于中重度患者（9% vs. 5.4%），多因素 Logistic 回归分析显示，TBI 损伤程度、年龄、性别、高血压、高血脂、卒中、抑郁及焦虑均为痴呆的独立预测因子。对于儿童 TBI 患者 dCA 受损与长期预后的关系还有待进一步观察。

3. 体外膜肺氧合

体外膜肺氧合（extracorporeal membrane oxygenation，ECOM）可为难治性重度心肺功能障碍患者提供持续的体外循环和呼吸。然而，ECOM 期间神经系统损伤较为常见，其发病机制也较为复杂，可能与 ECMO 前的病变程度、治疗状况，以及 ECMO 期间或之后的低灌注或再灌注损伤相关。有学者认为，严重高血压或低血压时 CA 的丧失、抗凝血继发性脑出血、脑血管痉挛、血栓栓塞、局灶性神经损伤区域周围脑水肿，都可能是 ECMO 后神经损伤的机制[112]。一项回顾性队列研究对 47 名 ECOM 期间并发神经系统病变患儿的脑血流动力学特征进行了研究[113]，发现缺血组和出血组存在血流动力学差异，缺血组在较低血压范围内 CA 明显异常，提示压力依赖性脑灌注；而出血组则表现为平均动脉压升高、脑组织氧饱和度降低和脑血管阻力升高，预示脑灌注不足。因此，作者认为，ECMO 期间 CA 的评估对指导血压和脑灌注压的调控可能有益。Joram 等[114] 对 ECMO 期间 CA 持续监测的可行性及其演变规律进行了前瞻性研究，并探讨了 CA 损伤与神经功能结局之间的关系，结果显示，与未发生急性神经系统事件（acute neurological event，ANE）的患儿相比，发生 ANE 患儿具有更高的 COX 值，并在 ECMO 运行期间，平均动脉压在较长时间内低于自动调节下限和高于自动调节上限，尤其是在 ECMO 运行的初始阶段。作者强调，ECMO 启动后的前 24h 可能是 CA 受损的关键时期，但与发生 ANE 之间的因果关系尚不清楚。动态 CA 评估可能有助于神经系统并发症的早期发现。但应该注意的是，ECOM 期间颅内压和脑灌注压的管理是非常复杂的，对 ECMO 后 CA 受损的潜在机制仍值得探讨，同时，对于采用近红外光谱方法获取的 CA 指标进行解释也应谨慎，以 CA 指导下的最佳脑灌注压策略的可行性和安全性仍有待进一步研究。

（七）产科疾病

CA 受损考虑与妊娠期高血压疾病（包括先兆子痫、慢性高血压和妊娠期高血压）相关的脑血管并发症相关，尤其多见于患有慢性高血压及先兆子痫的孕妇中[115]。Bergman 等[116] 评估了 66 位子痫患者的 dCA，并与 21 位健康正常孕妇 dCA 进行了比较，结果显示，dCA 受损在子痫患者中最为严重，其次为具有严重特征（HELLP 综合征、肺水肿及肾功能损害）的先兆子痫患者，以及无严重特征的先兆子痫患者，而且子痫女性的脑灌注压更高。Janzarik[117] 等对先兆子痫患者随访 2～3 年发现，其 dCA 受损并不会长期存在。一项前瞻性研究显示[118]，在重度先兆子痫患者中，dCA 受损的程度、部位在不同阶段呈现出差异性。先兆子痫患者在分娩后 10 天可观察到大脑中动脉、大脑后动脉的 dCA 均受损，与健康母亲相比，先兆子痫患者大脑中动脉血流速度与相位呈负相关，血管搏动指数（pulsatility index，PI）更低、平均动脉压也更高，这增加了先兆子痫患者分娩早期过度灌注的风险；而大脑后动脉血流速度与平均动脉压相关性较弱；6 个月随访发现，先兆子痫患者大脑中动脉和大脑后动脉的 PI 均显著降低，脑血流速度与对照组相比无统计学意义。但值得注意的是，健康母亲在分娩早期也可以观察到 dCA 受损，在先兆子痫组中，患有 HELLP 综合征的女性并没有显示出明显的相位减低，dCA 受损与神经系统症状间似乎并不相关。

不同病程中 dCA 和脑灌注压的差异或许揭示了子痫患者不同的病理生理进程，对 dCA 的动态监测或许可以为子痫患者提供潜在的疗效评估靶点以及风险识别手段。但对于 dCA 受损与子痫患者长期预后的关系目前仍不清楚。

小结

CA 的研究在颅脑损伤和蛛网膜下腔出血领域得到了充足的发展，有望成为临床医生优化脑灌注压以减少继发性脑损伤的监测手段。CA 在各相关疾病中的病理生理进程也值得深入探讨，这对理解相关治疗策略以及 CA 与预后之间的关系意义重大。

由于 Stephen Payne 教授撰写本书距今已有 5 年时间，这一时期有许多重要的研究成果发布。故而本文综述了近年来在国际上发表的百余篇 CA 研究文献以飨读者，希望本书的出版能够推动国内脑血流自动调节领域的发展。

（钟经馨　熊　丽）

参考文献

[1] Jurgen AHR Claassen, Aisha SS Meel-van den Abeelen, David M Simpson, et, al. Transfer function analysis of dynamic cerebral autoregulation: A white paper from the International Cerebral Autoregulation Research Network. Journal of Cerebral Blood Flow & Metabolism 2016, 36(4) 665–680.

[2] L Beishon, JS Minhas, R Nogueira, et, al. INFOMATAS multi-center systematic review and meta-analysis individual patient data of dynamic cerebral autoregulation in ischemic stroke. International Journal of Stroke,2020;15(7): 807-812.

[3] 吉林省医学会神经病学分会吉林省卒中学会. 动态脑血流自动调节功能评估在神经系统疾病中的临床应用专家共识（2021）. 中华脑血管病杂志（电子版）2021; 15(3):140-152.

[4] Jurgen A.H.R Claassen, Dick H.J. Thijssen, Ronney B. Panera, et,al. Regulation of cerebral blood flow in humans: physiology and clinical implications of autoregulation. Physiol Rev.2021 Mar 26.doi: 10.1152/physrev.00022.2020.

[5] Stephen Payne. Cerebral Autoregulation-Control of Blood Flow in the Brain. SpringerBriefs in Bioengineering.2016; P_{XI-XV}.

[6] Ryan L. Hoiland, Joseph A. Fisher, and Philip N. Ainslie. Regulation of the Cerebral Circulation by Arterial Carbon Dioxide. ompr Physiol.2019 06 12 ;9(3):1101-1154.

[7] Ronney B. Panerai, Thompson G. Robinson, Jatinder S. Minhas. The upper frequency limit of dynamic cerebral autoregulation. J Physiol.2019;597(24): 5821-5833.

[8] Navpreet Reehal, Stephanie Cummings, Michael T. Mullen, et, al. Differentiating Dynamic Cerebral Autoregulation Across Vascular Territories. Front Neurol. 2021;12:653167.

[9] Ronney B Panerai, Victoria J Haunton, Osian Llwyd, et, al. Cerebral critical closing pressure and resistance-area product: the influence of dynamic cerebral autoregulation, age, and sex. J Cereb Blood Flow Metab.2021;41(9):2456-2469.

[10] Tiecks FP, Lam AM, Aaslid R, et, al. Comparison of static and dynamic cerebral autoregulation measurements. Stroke.1995;26: 1014-1019.

[11] de Jong DLK, de Heus RAA, Rijpma A,et, al. Effects of nilvadipine on cerebral blood flow in patients with Alzheimer disease. Hypertension.2019;74: 413-420.

[12] Tzeng YC & Panerai RB. Cross Talk proposal: dynamic cerebral autoregulation should be quantified using spontaneous blood pressure fluctuations. Journal of Physiology. 2018;596(1): 3-5.

[13] Chalak LF, Zhang R. New Wavelet Neurovascular Bundle for Bedside Evaluation of Cerebral Autoregulation and Neurovascular Coupling in Newborns with Hypoxic-Ischemic Encephalopathy. Dev Neurosci. 2017;39(1-4):89-96.

[14] Quillinan N, Herson PS, Traystman RJ. Neuropathophysiology of Brain Injury. Anesthesiol Clin. 2016 Sep;34(3):453-64.

[15] Kratzer I, Chip S, Vexler ZS. Barrier mechanisms in neonatal stroke. Front Neurosci. 2014 Nov 7;8:359.

[16] Buzsáki G, Freeman W. Editorial overview: brain rhythms and dynamic coordination. Curr Opin Neurobiol. 2015 Apr;31:v-ix.

[17] Bütefisch CM. Plasticity in the human cerebral cortex: lessons from the normal brain and from stroke. Neuroscientist. 2004 Apr;10(2):163-73.

[18] Owen JP, Li YO, Yang FG, et,al. Resting-state networks and the functional connectome of the human brain in agenesis of the corpus callosum. Brain connectivity. 2013; 3(6):547–562.

[19] Tarapore PE, Findlay AM, Lahue SC, et, al. Resting state magnetoencephalography functional connectivity in traumatic brain injury. J Neurosurg. Jun; 2013 118(6):1306–1316.

[20] Lucia Rivera-Lara, Andres Zorrilla-Vaca, Romer Geocadin, et, al. Predictors of Outcome With Cerebral Autoregulation Monitoring: A Systematic Review and Meta-Analysis. Crit Care Med.2017 Apr ;45(4):695-704.

[21] Nai-Fang Chi, Han-Hwa Hu, Lung Chan, et, al. Impaired cerebral autoregulation is associated with poststroke cognitive impairment. Ann Clin Transl Neurol. 2020; 7(7):1092-102.

[22] Pedro Castro, Jorge Serrador, Isabel Rocha, et, al. Heart failure patients have enhanced cerebral autoregulation response in acute ischemic stroke. J Thromb Thrombolys is.2020;50(3):753-761.

[23] Weijun Zhang, Hongji Lu, Pandeng Zhang, et, al. The Effect of Data Length on the

Assessment of Dynamic Cerebral Autoregulation with Transfer Function Analysis in Neurological ICU patients. Neurocrit Care. 2021; 17:1-9. doi: 10.1007/s12028-021-01301-5.

[24] J. W. Hamner, Keita Ishibashi, Can Ozan Tan. Revisiting Human Cerebral Blood Flow Responses to Augmented Blood Pressure Oscillations. J Physiol. 2019;597(6):1553-1564.

[25] Jia Liu, Zhen-Ni Guo, David Simpson, et, al. A Data-Driven Approach to Transfer Function Analysis for Superior Discriminative Power: Optimized Assessment of Dynamic Cerebral Autoregulation. IEEE J Biomed Health Inform.2021;25(4):909-921.

[26] Xiong L, Tian G, Lin W, et al. Is dynamic cerebral autoregulation bilaterally impaired after unilateral acute ischemic stroke? [J]. J Stroke Cerebrovasc Dis, 2017, 26(5): 1081-1087.

[27] Guo ZN, Liu J, Xing Y, et al. Dynamic cerebral autoregulation is heterogeneous in different subtypes of acute ischemic stroke [J]. PLoS One, 2014, 9(3): e93213.

[28] Dawson SL, Blake MJ, Panerai RB, et al. Dynamic but not static cerebral autoregulation is impaired in acute ischaemic stroke [J]. Cerebrovasc Dis, 2000, 10(2): 126-132.

[29] Suzanne L. Dawson, Ronney B. Panerai, John F. Potter. Serial Changes in Static and Dynamic Cerebral Autoregulation after Acute Ischaemic Stroke[J] Cerebrovasc Dis 2003;16:69–75.

[30] Hongyin Ma, Zhen-Ni Guo, Hang Jin, et, al. Preliminary Study of Dynamic Cerebral Autoregulation in Acute Ischemic Stroke: Association With Clinical Factors. Front. Neurol. 2018, 9, 1006.

[31] Zhen-Ni Guo1,Yingqi Xing2, Shuang Wang, et, al. Characteristics of dynamic cerebral autoregulation in cerebral small vessel disease: Diffuse and sustained Sci Rep. (2015) 5:15269. doi: 10.1038/srep15269.

[32] Nils H. Petersen, Santiago Ortega-Gutierrez, Andres Reccius，et, al. Dynamic cerebral autoregulation is transiently impaired for one week after large-vessel acute ischemic stroke. Cerebrovasc Dis. 2015; 39(2): 144–150.

[33] Angela S. M. Salinet, Thompson G. Robinson and Ronney B. Panerai. Effects of cerebral ischemia on human neurovascular coupling, CO_2 reactivity, and dynamic cerebral autoregulation. J Appl Physiol(1985). 2015;118(2):170–177.

[34] Osian Llwyd, Angela S.M. Salinet, Ronney B. Panerai, et al. Cerebral Haemodynamics following Acute Ischaemic Stroke: Effects of Stroke Severity and Stroke Subtype. Cerebrovasc Dis Extra,2018;8:80–89.

[35] Angela SM Salinet, Nathalia CC Silva, Juliana Caldas, et, al. Impaired cerebral autoregulation and neurovascular coupling in middle cerebral artery stroke: Influence of severity?Journal of Cerebral Blood Flow & Metabolism 2019, 39(11) :2277–228.

[36] Kannakorn Intharakham, Lucy Beishon, Ronney B Panerai, et, al. Assessment of cerebral autoregulation in stroke: A systematic review and meta-analysis of studies at rest. Journal of Cerebral Blood Flow & Metabolism. 2019; 39(11): 2105–2116.

[37] Qureshi AI, Ezzeddine MA, Nasar A, et al. Prevalence of elevated blood pressure in

563,704 adult patients with stroke presenting to the ED in the United States[J]. Am J Emerg Med. 2007;25(1):32-38.

[38] Castillo J, Leira R, Garcia MM, et al. Blood pressure decrease during the acute phase of ischemic stroke is associated with brain injury and poor stroke outcome[J]. Stroke.2004;35(2):520-526.

[39] Chamorro A, Vila N, Ascaso C,et al. Blood pressure and functional recovery in acute ischemic stroke[J]. Stroke. 1998;29(9):1850-1853.

[40] Jiang He, Yonghong Zhang, Tan Xu, et al. Effects of Immediate Blood Pressure Reduction on Death and Major Disability in Patients With Acute Ischemic Stroke The CATIS Randomized Clinical Trial[J]. JAMA. 2014;311(5):479-89.

[41] Ricardo C. Nogueira, Lucy Beishon , Edson Bor-Seng-Shu, et, al. Cerebral Autoregulation in Ischemic Stroke: From Pathophysiology to Clinical Concepts. Brain Sciences,2021: 11.511.

[42] Pedro Castro, Elsa Azevedo, Jorge Serrador, et, al. Hemorrhagic transformation and cerebral edema in acute ischemic stroke: Link to cerebral autoregulation. Journal of the Neurological Sciences 372 (2017) 256–261.

[43] Ge Tian, Zhong Ji, Kaibin Huang, et, al. Dynamic cerebral autoregulation is an independent outcome predictor of acute ischemic stroke after endovascular therapy. BMC Neurol. 2020;20(1):189. doi: 10.1186/s12883-020-01737-w.

[44] Ricardo C. Nogueira, ManY. Lam, Osian Llwyd, et, al. Cerebral autoregulation and response to intravenous thrombolysis for acute ischemic stroke. Sci Rep. 2020;10(1):10554. doi: 10.1038/s41598-020-67404-9.

[45] Vladimir Manojlovic, Nebojsa Budakov, Slvako Budinski, et al. Cerebrovacular Reserve Predicts the Cerebral Hyperperfusion Syndrome After Carotid Endarterectomy. J Stroke Cerebrovasc Dis.2020; 29(12):105318.

[46] Faheem Sheriff , Pedro Castro, Mariel Kozberg, et, al. Dynamic Cerebral Autoregulation Post Endovascular Thrombectomy in Acute Ischemic Stroke. Brain Sci. 2020;10, 641; doi:10.3390/brainsci10090641.

[47] Ricardo C. Nogueira, ManY. Lam, Osian Llwyd, et, al. Cerebral autoregulation and response to intravenous thrombolysis for acute ischemic stroke. Sci Rep. 2020;10(1):10554. doi: 10.1038/s41598-020-67404-9.

[48] Joanna M Wardlaw, Colin Smith, Martin Dichgans. Mechanisms of sporadic cerebral small vessel disease: insights from neuroimaging Lancet Neurol 2013; 12: 483–497.

[49] Wenzhi Wang, Bin Jiang, Haixin Sun, et.al. Prevalence, Incidence, and Mortality of Stroke in China Circulation. Circulation. 2017;135:759–777.

[50] Smith EE, Beaudin AE. New insights into cerebral small vessel disease and vascular cognitive impairment from MRI. Curr Opin Neurol.2018;31(1): 36-43.

[51] Wenzhi Wang, Bin Jiang, Haixin Sun, et.al. Prevalence, Incidence, and Mortality of Stroke in China Circulation [J] Circulation. 2017;135:759–771.

[52] J. Max Findlay, Joshua Nisar, Tim Darsaut. Cerebral Vasospasm: A Review. Can J Neurol Sci. 2016; 43: 15-32.

[53] Karol P. Budohoski, Marek Czosnyka, Peter J. Kirkpatrick,et, al.Clinical relevance of cerebral autoregulation following subarachnoid haemorrhage. Nat Rev Neurol.2013;9(3):152-163.

[54] Max Gaasch, Alois J. Schiefecker, Mario Kofler, et, al. Cerebral Autoregulation in the Prediction of Delayed Cerebral Ischemia and Clinical Outcome in Poor-Grade Aneurysmal Subarachnoid Hemorrhage Patients Neurologic Critical Care.2018;46(5):774-780.

[55] Budohoski KP, Czosnyka M, Kirkpatrick PJ, et al. Bilateral failure of cerebral autoregulation is related to unfavorable outcome after subarachnoid hemorrhage. Neurocrit Care. 2015;22(1): 65-73.

[56] Gabriela A. Santos, Nils Petersen, Amir A. Zamani, et, al. Pathophysiologic differences in cerebral autoregulation after subarachnoid hemorrhage. Neurology. 2016; 86:1950-1956.

[57] Zhiyuan Yu, Jun Zheng , Lu Ma, et, al. Predictive Value of Cerebral Autoregulation Impairment for Delayed Cerebral Ischemia in Aneurysmal Subarachnoid Hemorrhage: A Meta-Analysis. World Neurosurg. 2019 J;126:e853-e859.

[58] Maximilian Wiesmann, Amanda J Kiliaan, Jurgen AHR Claassen. Vascular aspects of cognitive impairment and dementia. J Cereb Blood Flow & Metabol.2013; 33: 1696-1706.

[59] Jurgen A.H.R. Claassen, Dick H.J. Thijssen, Ronney B. Panerai, et, al. Regulation Of Cerebral Blood Flow In Humans: Physiology And Clinical Implications Of Autoregulation. Physiol Rev.2021;101(4):1487-1559.

[60] Eric E. Smith and Andrew E. Beaudin. New insights into cerebral small vessel disease and vascular cognitive impairment from MRI Curr Opin Neurol. 2018;31(1):36-43.

[61] Mikio C. Aoi, Kun Hu, Men-Tzung Lo, et,al. Impaired Cerebral Autoregulation Is Associated with Brain Atrophy and Worse Functional Status in Chronic Ischemic Stroke. PLoS One.2012;7(10):e46794.

[62] Nai-Fang Chi, Han-Hwa Hu, Lung Cha, et, al. Impaired cerebral autoregulation is associated with poststroke cognitive impairment. Ann Clin Transl Neurol. 2020; 7(7): 1092-1102.

[63] Jie Chen, Jia Liu, Kehui DongImpaired Dynamic Cerebral Autoregulation in Cerebral Venous Thrombosis. Front Neurol.2020;11:570306.

[64] Meiyan Jia, Zhen-Ni Guo, Hang Jin, et, al. Venous sinus stenting improves cerebral autoregulation in a patient with venous sinus stenosis: a case report. BMC Neurol.2020; 20(1):9.

[65] Jie Chen, Pei Dong, Kehui Dong,et, al. Improvement of exhausted cerebral autoregulation in patients with idio pathic intracranial hypertension benefifit of venous sinus stenting. Physiol Meas.2021;27:42(8).

[66] George Stothart, Laura J. Smith, Alexander Milton, et, al. A passive and objective measure of recognition memory in Alzheimer's disease using Fastball memory assessment. BRAIN 2021;1- 14.

[67] Matthias Reinhard, Leonie Lorenz, Linda Sommerlade, et, al. Impaired dynamic cerebral

autoregulation in patients with cerebral amyloid angiopathy. Brain Res. 2019;15(1717): 60-65.

[68] Li Zhang, Evan P. Pasha,Jie Liu, et, al. Steady-state cerebral autoregulation in older adults with amnestic mild cognitive impairment: linear mixed model analysis. J Appl Physiol (1985).2020;129(2):377-385.

[69] Guoyu Zhou, Xinjing Zhao, Zhiyin Lou, et,al. Impaired Cerebral Autoregulation in Alzheimer's Disease: A Transcranial Doppler Study.J Alzheimers Dis. 2019;72(2):623-631.

[70] Rianne A.A. de Heus, Daan L.K. de Jong, Marit L. Sanders,et,al. Dynamic Regulation of Cerebral Blood Flow in Patients With Alzheimer Disease. Hypertension.2018 07; 72(1):139-150.

[71] Wolters FJ, Zonneveld HI, Hofman A, et, al. Heart-Brain Connection Collaborative Research Group. Cerebral Perfusion and the Risk of Dementia: A Population-Based Study. Circulation. 2017;136(8):719-728.

[72] 陆林 . 沈渔邨精神病学第 6 版 . 人民卫生出版社 .2018,P380-422.

[73] GBD 2015 Disease and Injury Incidence and Prevalence Collaborators. Global, regional, and national incidence, prevalence, and years lived with disability for 310 diseases and injuries, 1990–2015: a systematic analysis for the Global Burden of Disease Study 2015. Lancet. 2016;388:1545–602.

[74] Rachel H Salk, Janet S Hyde, Lyn Y. Abramson Gender differences in depression in representative national samples: Meta-analyses of diagnoses and symptoms. Psychol Bull.2017;143(8):783-822.

[75] Ramin Mojtabai, Mark Olfson, Beth Han. National trends in the prevalence and treatment of depression in adolescents and young adults. Pediatrics,2016; 138(6), e20161878. https://doi. org/10.1542/peds.2016-1878.

[76] Weijun Zhang, Wen Fu, Luda Yan, et, al. Impaired dynamic cerebral autoregulation in young adults with mild depression. Psychophysiology. 2021;00:e13949.

[77] Ming-Ya Luo，Zhen-Ni Guo, Yang Qu，et, al. Compromised Dynamic Cerebral Autoregulation in Patients With Depression. Front Psychiatry. 2019;10:373.

[78] Nobuhisa Kanahara, Yoshimoto Sekine, Tadashi Haraguchi, et, al. Orbitofrontal cortex abnormality and deficit schizophrenia. Schizophr. Res. 2013;143 (2– 3), 246–252.

[79] Hsiao-Lun Ku, Jiunn-Kae Wang, Hsin-Chien Lee, et, al. Cerebral blood flow autoregulation is impaired in schizophrenia: A pilot study. Schizophr Res.2017; 10 (188):63-67.

[80] Iria Grande, Michael Berk, Boris Birmaher, et, al. Bipolar disorder. Lancet.2016; 387(10027):1561-1572.

[81] Simina Toma, Bradley J. MacIntosh, Walter Swardfager, et, al. Cerebral blood flow in bipolar disorder: A systematic review. J Affect Disord.2018;241:505-513.

[82] Nicholas J Luciw, Simina Toma, Benjamin I Goldstein, et, al. Correspondence between patterns of cerebral blood flow and structure in adolescents with and without bipolar disorder. Journal of Cerebral Blood Flow & Metabolism 2021;41(8) :1988–1999.

[83] Simina Toma, Bradley J. MacIntosh, Walter Swardfager, et, al. Cerebral blood flow in bipolar disorder: A systematic review. Journal of Affective Disorders.2018;241:505–513.

[84] Sudhir Karthikeyan, Lisa Fiksenbaum1, Anahit Grigorian, et, al. Normal Cerebral Oxygen Consumption Despite Elevated Cerebral Blood Flow in Adolescents With Bipolar Disorder: Putative Neuroimaging Evidence of Anomalous Energy Metabolism. Front Psychiatry.2019 ;10:739.

[85] Lucia Rivera-Lara, Andres Zorrilla-Vaca, Romergryko G. Geocadin, et al. Cerebral autoregulation-oriented therapy at the bedside: a comprehensive review . Anesthesiology, 2017;126(6):1187-1199.

[86] Nancy Carney, Annette M. Totten, Cindy O'Reilly, et, al. Guidelines for the Management of Severe Traumatic Brain Injury, Fourth Edition. Neurosurgery. 2017;80(1):6-15.

[87] Depreitere B, Güiza F, Van den Berghe G, Schuhmann MU, et, al. Pressure autoregulation monitoring and cerebral perfusion pressure target recommendation in patients with severe traumatic brain injury based on minute-by-minute monitoring data. J Neurosurg 2014; 120:1451–1457.

[88] Joseph Donnelly, Marek Czosnyka, Hadie Adams, et, al. Individualising thresholds of cerebral perfusion pressure using estimated limits of autoregulation. Crit Care Med. 2017 September ; 45(9): 1464–1471.

[89] Jeanette Tas, Erta Beqiri, Ruud C. et, al; Targeting Autoregulation-Guided Cerebral Perfusion Pressure after Traumatic Brain Injury (COGiTATE): A Feasibility Randomized Controlled Clinical Trial. JNeurotrauma. 2021;38(20):2790-2800.

[90] Teodor Svedung Wettervik, Henrik Engquist, Timothy Howells, et, al. Arterial Oxygenation in Traumatic Brain Injury-Relation to Cerebral Energy Metabolism, Autoregulation, and Clinical Outcome. J Intensive Care Med.2020 ; 27:885066620944097.

[91] B. Depreitere, G. Citerio, M. Smith, et, al. Cerebrovascular Autoregulation Monitoring in the Management of Adult Severe Traumatic Brain Injury: A Delphi Consensus of Clinicians. Neurocrit Care.2021;34(3):731-738.

[92] Rehan T Junejo, Igor D Braz, Samuel JE Lucas, et, al. Neurovascular coupling and cerebral autoregulation in atrial fibrillation. Journal of Cerebral Blood Flow & Metabolism .2020, 40(8) :1647–1657.

[93] Daijiro Hori, Yohei Nomura, Masahiro Ono, et, al. Optimal Blood Pressure During Cardiopulmonary Bypass Defined By Cerebral Autoregulation Monitoring J Thorac Cardiovasc Surg. 2017 November ; 154(5): 1590–1598.

[94] Hori D, Brown C, Ono M, et al. Arterial pressure above the upper cerebral autoregulation limit during cardiopulmonary bypass is associated with postoperative delirium. Br J Anaesth. 2014; 113:1009–1017.

[95] Juliana R. Caldas, Ronney B. Panerai, Edson Bor-Seng-Shu, et, al. Dynamic cerebral autoregulation: A marker of post-operative delirium? Clin Neurophysiol.2019; 130(1):101-108.

[96] Charles H. Brown IV, Karin J. Neufeld, Jing Tian, et, al. Effect of Targeting Mean Arterial Pressure During Cardiopulmonary Bypass by Monitoring Cerebral Autoregulation on Postsurgical Delirium Among Older Patients A Nested Randomized Clinical Trial. JAMA Surg.2019;doi:10.1001/jamasurg. 1163.

[97] Charles W. Hogue, Charles H. Brown IV, Daijiro Hori, M, et, al. Personalized Blood Pressure Management During Cardiac Surgery With Cerebral Autoregulation Monitoring: A Randomized Trial.Semin Thorac Cardiovasc Surg. 2021;33(2):429-438.

[98] J. M. D. van den Brule , J. G. van der Hoeven, and C. W. E. Hoedemaekers. Cerebral Perfusion and Cerebral Autoregulation after Cardiac Arrest. iomed Res Int.2018; 2018:4143636.

[99] H. Nishizawa and I. Kudoh. Cerebral autoregulation is impaired in patients resuscitated after cardiac arrest. Acta Anaesthesiol Scand.1996 ;40(9):1149-53.

[100] Sundgreen, C; Larsen, FS; Herzog, TM, et, al. Autoregulation of cerebral blood flow in patients resuscitated from cardiac arrest. Stroke.2001;32(1):128-32.

[101] Kiran J. K. Rikhraj, Michael D. Wood, Ryan L. Hoiland, et, al. Determining Optimal Mean Arterial Pressure After Cardiac Arrest: A Systematic Review. Neurocrit Care.2021;34(2):621-634.

[102] Ryan L. Hoiland, Mypinder S. Sekhon, Danilo Cardim, et, al. Lack of agreement between optimal mean arterial pressure determination using pressure reactivity index versus cerebral oximetry index in hypoxic ischemic brain injury after cardiac arrest. Resuscitation.2020;152:184-191.

[103] Elisabeth M.W. Kooi, Anne E. Richter. Cerebral autoregulation in sick infants: Current insights. Clin Perinatol.2020 09 ;47(3):449-467.

[104] Valerie Y. Chock, Soo Hyun Kwon, Namasivayam Ambalavanan, et, al. Cerebral Oxygenation and Autoregulation in Preterm Infants（Early NIRS Study）J Pediatr.2020;227:94-100.e1.

[105] Anna Giulia Cimatti, Silvia Martini, Silvia Galletti, et, al. Cerebral Oxygenation and Autoregulation in Very Preterm Infants Developing IVH During the Transitional Period: A Pilot Study. Front Pediatr.2020 ;8:381.

[106] Jennifer K. Lee, Andrea Poretti, Jamie Perin, et, al. Optimizing Cerebral Autoregulation May Decrease Neonatal Regional Hypoxic-Ischemic Brain Injury. Dev Neurosci.2017; 39(1-4):248-256.

[107] Carmen Nagel, Jennifer Diedler, Ines Gerbig, et, al. State of Cerebrovascular Autoregulation Correlates with Outcome in Severe Infant/Pediatric Traumatic Brain Injury. Acta Neurochir Suppl.2016 ;122:239-244.

[108] Abhijit V. Lele, Arraya Watanitanon, Viharika Lakireddy, et, al. Prevalence, Evolution, and Extent of Impaired Cerebral Autoregulation in Children Hospitalized With Complex Mild Traumatic Brain Injury. Pediatr Crit Care Med.2019;20(4):372-378.

[109] Thanyalak Thamjamrassri, Arraya Watanitanon, Anne Moore, et, al. A Pilot Prospective Observational Study of Cerebral Autoregulation and 12-Month Outcomes in Children With Complex Mild Traumatic Brain Injury: The Argument for Sufficiency

Conditions Affecting TBI Outcomes. J Neurosurg Anesthesiol.2021;03: doi: 10.1097/ ANA.0000000000000775.

[110] M. Erin Moir, Christopher S. Balestrini, Kolten C. Abbott, et, al. An Investigation of Dynamic Cerebral Autoregulation in Adolescent Concussion. Med Sci Sports Exerc.2018;50(11):2192-2199.

[111] Brittany M Stopa, Zabreen Tahir, Elisabetta Mezzalira, et, al. The Impact of Age And Severity On Dementia After Traumatic Brain Injury: A Comparison Study. Neurosurge ry.2021;89(5):810-818.

[112] Syed Omar Kazm, Sanjeev Sivakumar, Dimitrios Karakitsos, et, al. Cerebral Pathophysiology in Extracorporeal Membrane Oxygenation: Pitfalls in Daily Clinical Management. Crit Care Res Pract.2018 ;2018:3237810.

[113] Fenghua Tian, Abdelaziz Farhat, Michael C Morriss, et, al. Cerebral Hemodynamic Profile in Ischemic and Hemorrhagic Brain Injury Acquired During Pediatric Extracorporeal Membrane Oxygenation. Pediatr Crit Care Med 2020; 21:879–885.

[114] Nicolas Joram, Erta Beqiri, Stefano Pezzato, et, al. Continuous Monitoring of Cerebral Autoregulation in Children Supported by Extracorporeal Membrane Oxygenation: A Pilot Study. Neurocrit Care.2021;34(3):935-945.

[115] Teelkien R. van Veen, Ronney B. Panerai, Sina Haeri, et, al. Cerebral autoregulation in different hypertensive disorders of pregnancy. Am J Obstet Gynecol. 2015;212(4):513. e1-7.

[116] Lina Bergman, Catherine Cluver, Niclas Carlberg, et, al. Cerebral perfusion pressure and autoregulation in eclampsia—a case control study. Am J Obstet Gynecol.2021;225(2): 185.e1-185.e9.

[117] Wibke G. Janzarik, Ann-Kathrin Gerber, Filiz Markfeld-Erol, et, al. No long-term impairment of cerebral autoregulation after preeclampsia. Pregnancy Hypertens.2018 Jul ;13:171-173.

[118] Wibke G. Janzarik, Jenny Jacob, Evi Katagis, et, al. Preeclampsia postpartum: Impairment of cerebral autoregulation and reversible cerebral hyperperfusion. Pregnancy Hypertens. 2019;17:121-126.

相 关 图 书 推 荐

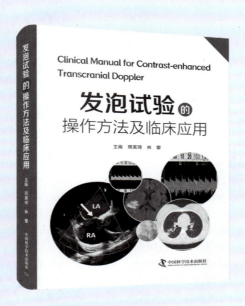

主编　邢英琦　林　攀

定价　198.00 元

　　发泡试验（又称对比增强经颅多普勒）是临床筛查隐源性卒中、偏头痛和减压病等疾病病因的重要手段。此项技术具有操作简便、经济实用、可重复性强等优点，目前已被国内各级医疗单位广泛应用，但尚缺乏统一的操作标准，其应用也需要规范化。本书是国内首部关于发泡试验操作和应用的专业图书，由发泡试验临床及科研领域经验丰富的专家共同编写。全书共分为 11 章，系统阐释了发泡试验的发展史、基本原理、操作方法及临床应用，重点介绍了其在右心声学造影诊断、经皮卵圆孔封堵术治疗，以及典型隐源性卒中、偏头痛、减压病和其他右向左分流相关疾病诊疗中的应用，并且对发泡试验的常见问题进行了答疑，同时推荐了适合发泡试验的应用软件。本书内容实用，重点突出，适合神经内科临床医师、超声科医师、心血管专业医师、功能科室医技人员和护理人员阅读和参考。